誰も教えて
くれなかった

実践
薬歴

I&H株式会社
有限会社アップル薬局
熊本大学薬学部 臨床教授

山本雄一郎 著

じほう

■ はじめに

　こんにちは，"薬局薬学のエディター"こと山本雄一郎です。この本は，薬剤師が毎日格闘しているであろう薬歴について，僕の論考をまとめたものです。薬局薬学において，薬歴は欠かせないツールです。薬局薬学のエディターを名乗っている以上，それに触れないわけにはいきません。しかしながら，僕が考案した理論などはただの一つもこの本には登場しません。僕はエディターなのです。尊敬する先生方が生み出した理論を，僕の意図を伴ってそこに配置する。その配置の仕方をもって，僕の作品としています。

　さて，薬歴は調剤報酬が関与するデリケートな問題でもあります。僕が薬歴をテーマに講演する際，必ずといってもいいほど事前にそういった内容について触れるかどうかの確認が入ることからも，それは伺えます。ゆえに，講演で調剤報酬の問題に触れることは一切ありませんし，この本もそういったことを目的にはしていません。

　では，何を目指しているのか？　それは，薬理学や薬物動態学といった僕らの武器である薬学を存分に振るうためです。そして，薬物療法を個別最適化すると同時に，薬というリスクのある物質から患者を守るためでもあります。そもそも薬歴という医療記録が何のためにあるのかというと，まずは患者の安全のために存在しているのです。

　薬歴とは，薬剤師が行った医療を記録したものです。換言すれば，薬歴を記載するところまでが医療行為であって，その重要性は調剤や服薬指導と何ら変わりはありません。薬歴なしで投薬するなんて怖くて僕には到底できませんし，患者の立場になって考えても，そんな薬局は信用できません。だから，薬歴は大事なのです。決して，点数の算定がためではありません。

薬歴は患者の安全のための大事なツールである，そんなことは皆，肌で感じている。しかしそうはいっても，僕らは大学で医療記録について学んでこなかったし，隣の薬局の薬歴を目にすることもありません。ましてや，一人薬剤師ともなれば…。

　そこで，よくある症例の薬歴を通して，どのように薬歴を記載すればいいのか。そして，薬歴をどのように目の前の患者のために活用すればよいのかを一緒に考えていきたいと思います。この本を通して薬歴への悩みが少しでも減ってくれれば，そして薬物療法の専門家としての自信へとつながっていく，その一助になればと期待しています。

　最後に，本書の発刊にあたり，POS勉強会を100回以上ともにしてきたアップル薬局のメンバー諸君と，僕にPOSという概念を授けてくれた服薬ケア研究会の岡村祐聡会頭に感謝申し上げます。そして，「あーでもない，こーでもない」とこの本の内容を一緒に噛み砕き，苦心してくれた編集担当の花村学さん，本当にありがとうございました。

2018年6月　　山本雄一郎

Contents

■ **はじめに** ･･ ii

第1章 薬歴とは

1 薬歴の歴史 ･･･ 2
薬歴の基本的な記載事項とその有益性
薬歴のスキルアップで求められる2つの軸
POSを避けて薬歴は語れない

2 POSとは ･･･ 10
POSの利点は，①教育レベルの向上，②効率化，③データベース化
チーム医療の目的はQOLの最大化，そして情報共有の手段としてのPOS

3 SOAPとは ･･ 15
S/Oは患者側，A/Pは医療者側の情報
プロブレムは薬剤師の考えがわかるよう簡潔に

4 薬歴をつける際のいくつかの注意点 ････････････････････ 22
時系列を前後させない
良い薬歴の条件は充実したフェイスシート
拡大する調剤の概念と薬歴
薬歴を記録する法的根拠

第2章 SOAP形式の薬歴がうまく書けない理由

1 薬歴がうまく書けない理由は誤訳にある ･･･････････････ 32
患者は来局のたびに問題を抱えている？
POSのPは，プロブレム（投薬のタイトル，テーマ）
「暮らしが先にくる思考回路」の実践

2 ごちゃごちゃした薬歴になってしまいます · · · · · · · · · · · · · · · 42

ごちゃごちゃする理由はクラスタリングの欠如

クラスタリングによってプロブレムがみえてくる

3 SOAP形式の薬歴が書けない本当の理由 · · · · · · · · · · · · · · · 45

ニトロペン® が効かないと訴える患者

薬剤師の考えを検証する「SOAP思考」

SOAP形式で薬歴が書けない本当の理由

4 いつも同じ処方なので薬歴に書くことがありません · · · · · · · · 55

薬識（薬に対する認識）は０

日本全国の薬識が揺らいだ日

誤った薬識は随時訂正し，理想に近づける

第3章 薬歴は薬学を通して患者を理解するためのツールである

1 医師と違う視点を常にもつ · 68

薬剤師が重視する視点は副作用

副作用のモニタリングピリオドを意識

副作用を判別し，早期発見，早期対応に寄与

2 併用注意は薬剤師の考えを伴って投薬される · · · · · · · · · · · · · 76

併用禁忌はダメだけど併用注意は大丈夫？

疑義照会はどこに書く？

3 患者の個人データを落とし込む · 84

薬学的知識をどう活かすのか

個人データの蓄積が現場の強さ

薬物相互作用の個人データを薬歴に落とし込む

薬物相互作用の個人データを活かして副作用を防ぐ

v

4 すぐに答える，そこにアセスメントはあるのか ··············· 92

薬歴を手元に置くことからすべてが始まる
PL配合顆粒を投薬する３つのシーン
患者に応じた服薬指導とは？

第4章　高齢者の薬学的管理

1 高齢者の高血圧治療 ·································· 102

高齢者高血圧での５つの留意点
降圧薬変更に伴い，夜間頻尿が増悪した患者
患者に誤解を与える要因とは？

2 高齢者の糖尿病治療 ································· 110

高齢者糖尿病の特徴的な症状と薬物療法の留意点
シックデイ，原則は経口血糖降下薬の減量・中止

3 『高齢者の安全な薬物療法ガイドライン2015』 ··········· 118

H_2受容体拮抗薬による認知機能低下，せん妄のリスク
誤嚥性肺炎を繰り返す患者へのACE阻害薬の提案

4 高齢者の漢方治療 ································· 126

認知症に対する漢方薬
構成生薬からSOAPを考える

第5章　薬歴から学ぶ

1 薬歴を研修資材にする ······························ 138

薬を服用するリスクと中断する不安
ふらつきとめまいは違う症状？

2 症例ベースの問題に取り組む ························ 146

骨粗鬆症の不安を抱えた糖尿病患者へのアプローチ
専門的な知識の習得が，そのまま患者のための行動へとつながる

3 学んだことを薬歴に還元する ── ハイリスク薬 SSRI/SNRI のリスク ・・・ 154

SSRI/SNRI 併用による出血リスク

SSRI/SNRI と睡眠

適応症を拡大するデュロキセチン

4 ディテールを保存する ・・・・・・・・・・・・・・・・・・・・・・・・・・・・・・ 162

薬歴をつけることで知識を使えるものに変化させる

良い記録には原因と結果の間に薬剤師の考えや行動がある

Column

①薬歴は「つける」もの？　それとも「書く」もの？　▶　28

②薬歴は自由に書いていい？　▶　64

③ストックフレーズはなぜいけないのか？　▶　99

④SOAP で一番難しいのは？　▶　134

⑤薬局薬剤師が抱える構造的な問題とは？　▶　166

■ おわりに ・・・・・・・・・・・・・・・・・・・・・・・・・・・・・・・・・・・・・ 168

• 索　引 ・・・・・・・・・・・・・・・・・・・・・・・・・・・・・・・・・・・・・・・ 171

vii

本書に掲載されている情報には，添付文書に記載されていない情報が含まれています。本書に記載された医薬品の使用法によって生じたいかなる問題についても，著者，出版社はその責任を負いかねますのでご了承ください。実際に医薬品を使用する際には，必ず最新の添付文書やインタビューフォーム等をご確認いただき，ご自身の判断でご使用くださいますようお願い申し上げます。

薬歴とは chap.1

　薬歴（薬剤服用歴管理記録）とは？　そう尋ねられたらどう答えましょうか。もちろん，その回答の仕方はさまざまでしょう。薬剤師が行う調剤や服薬指導の記録，つまり薬剤師視点の医療記録，あるいは医師の指示に基づき，疑義を解消したうえで医薬品を供給した記録といったところでしょうか。

　ではPOSとは？　SOAPとは？　これらは，なかなか一言では言い表すことができません。それはなぜなのでしょうか。薬歴をつける際に重要ないくつかの注意点について触れてみたいと思います。

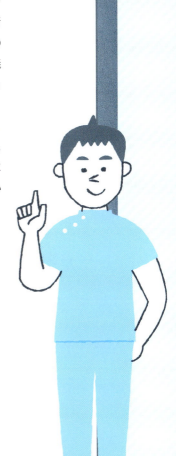

薬歴とは

1 薬歴の歴史

　薬歴はいつから始まったのでしょう？　それは，OTC医薬品の販売から始まったといわれています。元 日本薬剤師会会長の佐谷圭一先生は，著書『若き薬剤師の道標』において，メガネ屋のお得意様カードをきっかけに薬歴の構想が閃いた，と記されています。同書によると，薬歴に点数がついたのは1986年4月，当時の「薬剤服用歴管理指導料」は5点だったそうです。

　さて，薬歴を論じていくうえで避けては通れない問題があります。そう，2015年に発覚した"薬歴未記載問題"です（図1）。ある大手ドラッグストアを皮切りに，いくつかの保険薬局で薬歴の未記載問題が相次いで報告されたことを受け，日本薬剤師会など3団体が会員薬局に自主点検を求めたこ

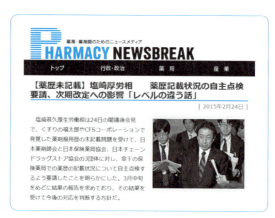

図1　"薬歴未記載問題"を受け，厚生労働省は日本薬剤師会など3団体に自主点検を要請
〔PHARMACY NEWSBREAK, 2015年2月24日より〕

とは記憶に新しいことと思います。では，薬歴の未記載問題はいったい何が問題だったのでしょうか。

　一つは，不正請求という問題です。実際，先の保険薬局は対象となる患者と健康保険組合などの保険者に対して，薬学管理料をその後返金しています。そもそも保険調剤というのは，保険者と保険薬局との間で交わされた公法上の契約に基づく"契約調剤"であり，薬学管理料を請求しておきながら薬歴を記載していないというのは契約違反にあたるというわけです。じつは，この契約調剤であることがお薬代の値引きや交付した医薬品を返品できない理由にも相当します。また，昨今の保険薬局における不祥事がメディアなどで大きく扱われる理由もここにあります。

　こういったビジネスは"制度ビジネス"と表現されますが，制度ビジネスであるがゆえに監督官庁が存在し，何か問題が起こったときには監督官庁やメディアを含めて社会的反響が大きくなる，といった構造を有しているのです。

▶ 薬歴の基本的な記載事項とその有益性

　閑話休題。ということは薬歴未記載問題というのは不正請求，つまり，お金だけの問題なのか？　もちろん違います。薬剤師は何をする人なのでしょう？　「薬学管理料」を請求しようと，しまいと，薬剤師の任務というものは薬剤師法第1章の第1条に記載されているとおりです。

> "第1条　薬剤師は，調剤，医薬品の供給その他薬事衛生をつかさどることによって，公衆衛生の向上及び増進に寄与し，もつて国民の健康な生活を確保するものとする"
> ——「薬剤師法」（昭和35年8月10日法律第146号，最終更新：改正平成26年6月13日法律第六九号）より

そして薬歴は，その基本的な記載事項だけをとってみても健康被害から患者を守るための重要なアイテムであることがわかります。薬歴の基本的な記載事項は2018年に改訂・整理されましたが[a]，押さえておきたい主な変更点は「薬学的管理に必要な患者の生活像」と「今後の継続的な薬学的管理及び指導の留意点」の2つです。

1─ 薬学的管理に必要な患者の生活像

まずは，「薬学的管理に必要な患者の生活像」。例えば妊娠や授乳中はもちろん，職業やライフスタイルなど，そういった患者の生活像が薬歴のフェイスシート（表紙，サマリー，頭書きなど）や，薬歴の書式として一般的に用いられているSOAPのOの欄に記載されているのなら，服薬指導の内容は一変するはずです。①妊婦にプラバスタチン，②授乳婦にコデインリン酸塩，③タクシー運転手にクロルフェニラミン，④シフトワーカーの不眠にベルソムラ®（スボレキサント），⑤1日2食しか食べない方へボグリボースを1日3回──。いかがでしょう？　そのまますんなり投薬できるでしょうか？　ここにあげたものだけでも，生活像に関わる情報が薬学的管理に影響を及ぼすことがわかります。

2─ 今後の継続的な薬学的管理及び指導の留意点

次に「今後の継続的な薬学的管理及び指導の留意点」。なぜこの項目が新たに設定されたのでしょう。それは，服薬指導のやりっ放しに対する反省からです。つまり，薬歴が点の情報であって線になっていない，つながっていない，薬歴にストーリーがないといってもいい。これでは薬歴というツールの力を存分に発揮できません。そこで，患者に行った服薬指導とそ

- - - -

[a] ：2018年に改訂・整理された薬歴の基本的な記載事項は，p9の補足①を参照。

のときの患者の様子などを踏まえ，今後の服薬指導計画を立てて申し送り
を残すのです。

　僕の薬局では，SOAP形式の薬歴の最後に，次回の服薬指導計画を□
で囲って残しています。また電子薬歴ならば，Pにはいくつかの種類が設
定されていると思います[b]。僕の薬局は現在，紙の薬歴から電子薬歴へ移
行中ですが，電子薬歴ではEp（Educational Plan）の欄に服薬指導の要点を
記載し，Op（Observational Plan）の欄に次回の服薬指導計画を残すように
しています。このように，SOAPのPは服薬指導の連続性を確保するため
の項目でもあるのです。

　薬歴というものは一貫した継続記載により，さらにその有益性を発揮す
ることができます。薬歴に点数がついた当時の日薬通知では，薬歴の意義
について次のように述べられています。

> "薬歴の意義について日薬では次のように考える。すなわち，単に一枚の処
> 方せんからのみでは，処方の意義が解せない場合もあるが，薬歴による処
> 方薬等の連続した記載があれば，疑問でないものに疑問が生じたり，ある
> いは，疑問のあるものが実は正常なパターンであるということも理解でき
> る場合があろう。再来患者の処方せん調剤の場合は，処方せん受付時に薬
> 歴と照合して処方内容を点検，確認した上で調剤を始めなければならない。
> つまり，薬歴により調剤業務について，より一層的確なチェックが実施す
> ることができると考える。薬歴は前後の相関資料であり，したがって，薬
> 歴は一貫した継続記載により有用性を発揮する"
> ── 佐谷圭一：若き薬剤師への道標. 薬事日報社，pp24-25，2009 より

- - - -

[b]：SOAPのPは，主に次の3つに分けられる。①Ep（Educational Plan）：情報提供，服薬指導
　　など薬剤師が伝えたこと，②Cp（Care Plan）：疑義照会や調剤の変更など薬剤師が行ったこ
　　と，③Op（Observational Plan）：今後の計画など次の薬剤師への申し送り事項。

▶ 薬歴のスキルアップで求められる2つの軸

　薬歴のスキルアップを目指すときには，2つの軸があることに注意しなければいけません。図2は，日本医療保険研究所株式会社の入江真理先生にご提供いただいたものです。

　一つは保険薬剤師としてのスキルである保険制度上の要件の理解です（縦軸）。それは健康保険法や薬担規則（保険薬局及び保険薬剤師療養担当規則）などの理解から始まります。本書では残念ながら，この縦軸のスキルは学べません。そして，もう一つは本質的な薬剤師としてのスキルです（横軸）。薬理，薬物動態，製剤といった薬学的な知識はもちろん，疾病の理解やガイドラインなどはこちらの横軸に必要な知識となります。本書で想定している軸は横軸のほうで，薬歴の基本的な記載事項11項目でみると「ク」と「コ」の項目に相当します（p9の補足①参照）。

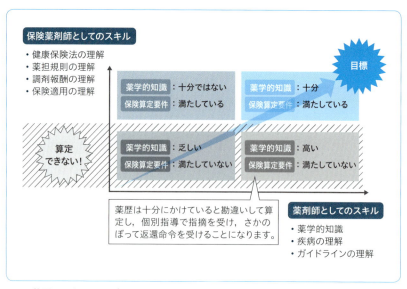

図2　薬歴のスキルアップで求められる2つの軸
〔入江真理氏（日本医療保険研究所株式会社）より提供〕

そして大切なことは，当然ながら，どちらか一つの軸だけだと厚生局の個別指導 c には対応できないということです。そこで，図2の右上「薬学的知識も十分あり，保険算定要件も満たしている」という，このエリアを目指すことになります。薬局を存続させるために，縦軸については一定の理解を得る必要があります。対して，横軸はどこまでも追求していくべきものです。そして，それは患者へと還元されていくことになるのです。

▶ POS を避けて薬歴は語れない

さて，そんな重要な薬歴ではありますが，その薬歴の書き方について，僕ら4年制を卒業した薬剤師は薬学部で教育をまったく受けていません。薬学部が6年制となったいまでは習ってきている学生も散見されるようになりましたが，正式なカリキュラムとしてはまだ組み込まれていないようです。薬剤師となって医療の現場に立ち，"プロの仕事は記録されるものである"というこの当たり前のことを目の当たりにすると，大学の薬学教育のなかで，医療記録として薬歴の書き方が触れられていないことは残念でなりません。

薬歴の書き方という教育を受けていない僕らは，いままで試行錯誤しながら薬歴を書いてきました。そして，いまでは多くの保険薬局でPOSという考え方のもとにSOAP形式で記載するようになっています。では，薬歴にPOSが導入されたのはいつ頃からなのでしょう？ 1988年，病院薬剤師の世界には「入院調剤技術基本料」が導入され，それは1994年には「薬剤管理指導料」となります。このあたりから病院薬剤師はPOSを導入しているようです。一方，保険薬局の薬剤師は2000年頃に制定された「特別指導加

- - - - -
c：各都道府県の厚生局が，健康保険法に基づき保険薬局に対して実施する指導。

算」をきっかけにPOSが導入され，普及していきます。特別指導加算の算定根拠の一つに薬学的アセスメント，SOAPのAの記載が求められたのです。

　現在では，電子薬歴を利用する保険薬局も増え，そのほとんどのフレームはSOAPです。つまり，薬歴を書くこと自体がPOSの考え方を前提とした行為なのです。ゆえに，POSを避けて薬歴を論じることは難しいといっても，決して大げさな表現ではないのです。

補足①：薬歴の基本的な記載事項 11 項目（2018 年改訂版）

下線は 2018 年改訂の変更箇所。

ア　患者の基礎情報（氏名，生年月日，性別，被保険者証の記号番号，住所，必要に応じて緊急連絡先）

イ　処方及び調剤内容（処方した保険医療機関名，処方医氏名，処方日，処方内容，調剤日，処方内容に関する照会の内容等）

ウ　患者の体質（アレルギー歴，副作用歴等を含む），薬学的管理に必要な患者の生活像及び後発医薬品の使用に関する患者の意向

エ　疾患に関する情報（既往歴，合併症及び他科受診において加療中の疾患に関するものを含む。）

オ　併用薬（要指導医薬品，一般用医薬品，医薬部外品及び健康食品を含む。）等の状況及び服用薬と相互作用が認められる飲食物の摂取状況

カ　服薬状況（残薬の状況を含む。）

キ　患者の服薬中の体調の変化（副作用が疑われる症状など）及び患者又はその家族等からの相談事項の要点

ク　服薬指導の要点

ケ　手帳活用の有無（手帳を活用しなかった場合はその理由と患者への指導の有無）

コ　今後の継続的な薬学的管理及び指導の留意点

サ　指導した保険薬剤師の氏名

＊ウからキまでの事項については，処方箋の受付後，薬を取りそろえる前に，保険薬剤師が患者等に確認するよう努めること。

＊服薬指導は，処方箋の受付の都度，患者の服薬状況，服薬期間中の体調の変化（特に重大な副作用が発現するおそれがある医薬品については，当該副作用に係る自覚症状の有無及び当該症状の状況）を確認し，新たに収集した患者の情報を踏まえた上で行うものであり，その都度過去の薬歴を参照した上で，必要に応じて確認・指導内容を見直すこと。また，確認した内容及び行った指導の要点を，薬剤服用歴の記録に記載すること。なお，副作用に係る自覚症状の有無の確認に当たっては，「重篤副作用疾患別対応マニュアル」（厚生労働省）等を参考とすること。

＊服薬指導に当たっては，「抗微生物薬適正使用の手引き」（厚生労働省健康局結核感染症課）を参考とすること。また，服薬指導を円滑に実施するため，抗菌薬の適正使用が重要であることの普及啓発に資する取組を行っていることが望ましい。

薬歴とは

POSとは

　POSとは「Problem Oriented System」の略語で，問題志向システムともいわれており，次のように定義されています。

> "POSとは，患者のもっている医療上の問題点に焦点をあわせ，その問題をもつ患者の最高のケア（best patient care）を目指して努力する一連の作業システムである"
> ── 日本POS医療学会ホームページより

　そう，システムなんですね。簡単にいえば，患者の基礎情報からプロブレムを抽出して，そのプロブレムに対する服薬指導を行い，内容（経過）を薬歴に記録することです。このときの薬歴の記載方法として，SOAP形式を採用しているんですね。そしてまた，次回来局時までにその患者の症例検討会を実施し（See），新しいケアプランを立て（Plan），それをもとに経過記録を残していく（Do）。そうやって，患者にとってベストなものを求めていくこと，それがPOSなのです（図1）。その構造は，ビジネスの世界でいうPlan-Do-Seeのサイクルをぐるぐる回すことと変わりがありません。
　POSというと，SOAP形式で薬歴を書くという行為だと思われがちですが，それはこの概念の本質ではなく，その一部に過ぎないことがわかります。

　とある病院がPOSを導入したときの話。POSを導入する以前，その病院では，職種ごとにばらばらの医療記録がつけられていました。医師は，抗菌薬がなかなか奏効せずに悩みながら薬剤を変更しているというのに，そ

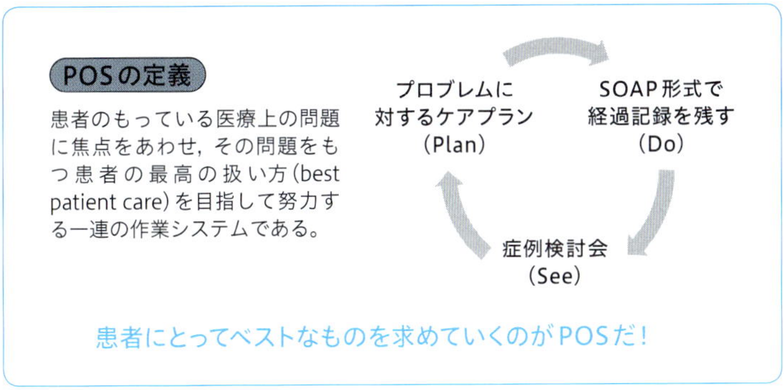

1
薬歴とは

```
POSの定義

患者のもっている医療上の問題
に焦点をあわせ，その問題をも
つ患者の最高の扱い方(best
patient care)を目指して努力す
る一連の作業システムである。
```

プロブレムに
対するケアプラン
（Plan）

SOAP形式で
経過記録を残す
（Do）

症例検討会
（See）

患者にとってベストなものを求めていくのがPOSだ！

図1 POS（Problem Oriented System）

の患者の看護にあたっている看護師は抗菌薬の効果や身体の変調といった
ものへの意識がなく，「（患者は）お見舞いのお客が来て喜んでいる」といっ
た看護記載がされていたりするわけです。何が言いたいのかというと，
POSは医療記録の書き方といったスキルなどではなく，1人の患者に1つの
医療記録という概念が先行して導入されたシステムなのです。職種に関係
なく，患者中心の一元記録を目指したのですね。

病院にPOSが普及し始めた当時，POSに求められたのは次の3つでした。

1. 職種に関係のない一元記録
2. 患者のための記録であること
3. 医療者の教育資材となること

▶ POSの利点は，①教育レベルの向上，②効率化，③データ ベース化

ところで，このPOS，もともと誰が考案したものなのでしょうか。POS
の生みの親，それは米国の医師L. L. Weed博士です（1924-2017）。臨床医
として若手の医師を育てるなか，当時の医療記録が一定の形式をもたない，

11

じつに恣意的なものであったことに博士は愕然とします。そこで，患者の
プロブレムをリストアップし，そのプロブレムごとにSOAPという一定の
フレームによる記載方法を提唱しました。ここに，probrem oriented の基
本概念が確立することになります。そして1969年，『Medical Records,
Medical Education, and Patient Care』と題した本を出版し，それは世界中
に紹介されていくことになります。日本では，1973年に日野原重明先生
(1911-2017) がこの本を『POS』という書名で翻訳し，普及させることにな
ります。

　博士が考えたPOSのすごい点は，以下の3つに集約されます。

1. 患者ケアの質は，ケアする人々の教育の高さで決定される。その教育
   を高めるには，良い記録に負うところが大きい ➡ 教育レベルの向上
2. 記録上での混乱を避ける ➡ 効率化
3. コンピュータと相性が良い ➡ データベース化

　もうすでに現在の電子カルテ時代を見越していたかのような提言です。
1969年にはもう「SOAPというフレームで医療記録をつけると，それがそ
のままデータベースになるんですよ」と言っているわけです。

▶ チーム医療の目的はQOLの最大化，そして情報共有の手段 としてのPOS

　また，このPOSという概念は医療者側からの一方的な概念ではありませ
ん。日野原重明先生は，POSを次のように表現しています。

> "POSとは，患者の問題が患者のQOLを大切にしながら，最も効果的に解決されるように，いつも全人的立場から問題を取り上げ，考え，かつ行動する一連の記録である。
>
> 　常に，全人的なケアをめざして，患者のために，患者の側にあって，患者とともに知識（science）と身についた技術（skill）をもって，命の主体である人間（humanity）のケアを実践するシステム（パラダイム）である，哲学でもある。POSは，そのプリンシプルとなるシステムの流れの精神にそって，水が容器や環境によって姿を変えるように，医療チームの数と質とのさまざまな配置の中で，それぞれの独自性（identify）を尊重しつつ協働して働く。そこに，システムの真のパフォーマンスがある。だから，POSはサイエンスである，また，アートである"
>
> —— 日野原重明：第7回POS研究会講演．1986 より

　現代の医療がキュア（cure）からケア（care）に移行していることを鑑みると，医療のアウトカムに患者のQOLをもってくることは当然のことだと思います。アウトカムがQOLなら，僕らは考え方を変えていかなければならないでしょう。患者がどうありたいのか，どのように生きたいのかに応じて，医療者側はチームとしての目標を立てる。そして，その目標に対してそれぞれの専門職が情報を共有しつつ，知識と技術を用いていく。そういったことが必要になってくるのだと思います。

　また，厚生労働省はチーム医療について次のように表現しています。

> "チーム医療とは，「医療に従事する多種多様な医療スタッフが，各々の高い専門性を前提に，目的と情報を共有し，業務を分担しつつも互いに連携・補完し合い，患者の状況に的確に対応した医療を提供すること」と一般的に理解されている"
>
> —— 厚生労働省：チーム医療の推進について（チーム医療の推進に関する検討会報告書）．2010 より

高い専門性を前提に，多職種が「目的」と「情報」を共有する必要があります。「目的」は多くの場合，患者のQOLの最大化です。そして，多職種が「情報」を共有する手段，それがPOSでしょう。この考え方は介護にも通じます。医療と介護を連携させていくうえでも，POSは大きな可能性を秘めているのです。

薬歴とは

SOAPとは

　患者のさまざまな情報からプロブレムを抽出し，プロブレムごとにSOAP形式で医療記録を記載する。そう，SOAPはフレームなのでした。そのSOAPというフレームを直訳すると，次のようになります。

　S (Subjective data)：主観的情報（？）
　O (Objective data)：客観的情報（？）
　A (Assessment)：評価（？）
　P (Plan)：計画（？）

　この直訳は誤訳です，忘れてください。何が主観で，何が客観かなんて，いまもって哲学の世界ではテーマとなっているような内容です。これでは，Oに書く内容が処方内容や併用薬，そして検査値くらいしか思いつかない，というのもわかる気がします。

　POSもSOAPも，もともと日本にはなかった概念です。ぴったりとあう日本語がないのに直訳しても，それがその概念の内実を表さないのは当然かもしれません。例えば，アイデンティティというカタカナがあります。海外の概念ですね。これを日本語で意味がわかるように表現するとどうなるでしょう。

15

> "日常語でがっしりとした概念をつくれない。だから「絶対矛盾的自己同一」
> とか訳のわからないことを言わざるを得ない。「自分はいるんだけど，私と
> いう存在は矛盾で，いつも外からの要素が入り込んできている」という概念"
>
> ── 内田　樹，他：日本の文脈．角川書店，pp87-88, 2012 より

　つまり，日本語では一言で言い表せない。その言葉で表現される中身は
架橋され，説明されることになるわけです。前項「POSとは」のところでも，
POSという概念を説明するのに多くの文字を費やしました。それは仕方の
ないことなんです。日本にはなかった概念を米国から輸入したのですから。

▶ S/Oは患者側，A/Pは医療者側の情報

　話をもとに戻します。では，SOAPは日本語でどう表現すればいいので
しょう。簡単です。次のようにとらえてください。

　S：主訴（患者の訴えなど）
　O：所見（薬剤師からみた患者の情報など）　　　**患者側の情報**

　A：SやOから考えたこと（Pの根拠，薬剤師の考え）
　P：Aに基づき実行した服薬指導など（薬剤師の行動）　**医療者側の情報**

　非常にクリアになりました。これでいいのです。さらに，SとOは患者側
の情報，AとPは医療者側の情報という大原則を押さえておいてください。

1 ─ 薬の情報はどこに書く？

　と，ここで質問です。自分で調べた薬の情報をどこに書けばいいでしょ
うか？　まずOではありませんね。SとOは患者側の情報でした。薬単体
の情報が，患者側の情報であるはずがありません。そう，そもそもそういっ
た情報は書く必要がないのです。

あなたにとって初めての情報であっても僕にとっては当たり前の情報，そういったことを言いたいのではありません。例えば，医師が診断基準に則ってある診断を下したとして，その診断基準自体をOに書きますか？　診療ガイドラインの内容を写したりしますか？　しないですね。その診断に必要な患者の情報をOに書いているのです。薬剤師も同じです。薬学的アセスメントを行うために必要なデータが，そこには記載されているはずです。それは検査値かもしれませんし，患者の主訴とは関係のない症状かもしれません。薬剤師の目からみた患者の様子といったこともあるでしょうし，患者が健康のために良かれと思って取り組んでいる何か，なのかもしれません。

薬の情報を判断の根拠として用いたのなら，それを書くべきはAでしょう。Aには当たらないのだけど，どうしても書きたいのなら（わかります。後進の育成のために，後から投薬する薬剤師のために書きたいことってありますよね），OでもAでもなく，欄外に書けばいいと思います。

また，よくAをどう書いていいのかわからない，という声を耳にしますが，これは慣れの問題といってもいいでしょう。つまり，自分の考えを言語化することへの不慣れによるものです。SとOという患者の情報を踏まえ，Pという行動（服薬指導など）に至った，その理由（考え）を記せばいいのです。Aだけ書けないという人は，「どうしてこの服薬指導をしようと思ったのだろう」と自問すればいいわけです。

2 ー Pは薬剤師の行動，Aはその根拠

このAがあることは，とても大事なことです。その薬剤師がどう考えて，どのような薬学的アセスメントを行って，服薬指導に至ったかをみることができるからです。つまり，他の薬剤師の薬歴をみることで，その考え方

を学ぶことができるわけです。これが，薬歴が教育ツールになる理由です。

　Aの欄に薬剤師の意見をしっかり書くことは服薬指導の根拠を示すことであり，それは薬剤師の専門性・職能を多職種に理解してもらえることにつながります。そして，Pの欄には服薬指導などの薬剤師が行ったことを記入します。
　次のSOAP形式の薬歴をみてください。とある雑誌でみかけたものです。

> **S** まだ痛みがあります
> **O** セレコックス®錠100mg　1回2錠（1日4錠）
> 　 1日2回　朝・夕食後　7日分
> **A** まだ痛みが続いており，しばらく継続服用が必要だろう
> **P** 次回，効果の確認を

　この薬歴は，SとOは患者側の情報で，AとPは医療者側の情報であり，SOAPも関連していて一見それらしく書けてはいます。しかし，この記録だと薬の効果確認しかされていないことになります。例えば，患者がセレコックス®（セレコキシブ）を指示どおりにちゃんと飲んでいるかどうかはこの記録から読み取れません。ひょっとしたら浮腫や食欲不振といった薬の副作用が出ていて，それで薬を飲んでいない，もしくは自己調節をしているのかもしれません。もしも自己判断で頓用しているようなら，セレコックス®のTmax（最高血中濃度到達時間）は2時間で，速効性という面では期待できないということを患者に認識してもらわないといけません。そういった情報がOにあれば，服薬指導も変わってくるはずです。つまり，この薬歴には必要な情報が足りない，あるいは書かれていないわけです。
　また前項「薬歴の歴史」でも紹介しているように，Pにはいくつかの種類があり，この薬歴のPはOp（今後の計画など）にあたります。本書で示しているPは服薬指導（Ep）にあたり，Opにあたる部分を □ で囲むことで，

Epと区別して記載しています。

　僕らは患者対応のたびに判断（A）し，服薬指導（Ep）や疑義照会（Cp）などを行い，次回の服薬指導を計画（Op）しているのです。

▶ プロブレムは薬剤師の考えがわかるよう簡潔に

　そして，プロブレム（#）は最後につけます。プロブレムのテーマが大きすぎると，薬剤師の考えや具体的な行動を薬歴のなかに示すことが難しくなります。プロブレムには適切な大きさというものがあるのです。また，プロブレムがびしっと決まらないようなら，それは一つのSOAPのなかに複数のプロブレムが混在している可能性があります。次の薬歴をみてください（#）。

#　入院中に変更された薬を理解してもらう

S 入院中にお薬がいくつか変わったみたいです
リスペリドンって精神病の薬ですよね…
入院中に居場所がわからなくなって私（娘）の名前を叫んでいたみたいで…

O 入院中にエチゾラム→リスペリドンへ変更
患者の娘が来局。娘の妹（看護師）からリスペリドンは精神病の薬と聞いた
誤嚥性肺炎で入院，ARB→ACE阻害薬へ変更
アムロジピン増量→血圧安定，下肢浮腫などなし

A リスペリドンはせん妄に対して。家族の不安へのケアが必要
ACE阻害薬は誤嚥性肺炎の対策だろう。空咳への理解が必要

P リスペリドンは少量をせん妄に使用していることを説明し安心してもらう。
ACE阻害薬は誤嚥性肺炎を減らすため，空咳は心配ない旨を説明
リスペリドンの服用状況，空咳発現の有無をチェック

　この薬剤師はおそらく時間をかけて，患者の不安に向き合い，きっちりと仕事をしたに違いありません。じっくりと読めばそれがわかります。しかし，如何せんプロブレムからは，この患者において取り組むべき真のテーマがみえてきません。病院などの電子カルテではプロブレムしか表示されな

いことが多く，このプロブレムだと多職種の方が目を通そうという気にはならないかもしれません。

このSOAPには，いくつかの話題が混在しています。「アムロジピン増量→血圧安定，下肢浮腫などなし」という確認は，欄外に箇条書きで残しておきましょう。そして，後の2つの話題は，次のように別々に記載するのです（♯1〜2）。

♯1　リスペリドンに対する不安へのアプローチ

S リスペリドンって精神病の薬ですよね…
入院中に居場所がわからなくなって私の名前を叫んでいるみたいで…

O 入院中にエチゾラム→リスペリドンへ変更
患者の娘が来局。娘の妹（看護師）からリスペリドンは精神病の薬と聞いた

A リスペリドンはせん妄に対して。家族の不安へのケアが必要

P リスペリドンは少量をせん妄に使用していることを説明し安心してもらう
リスペリドンの服用状況をチェック

♯2　ACE阻害薬の役割と副作用を理解してもらう

S 入院中にお薬がいくつか変わったみたいです

O 誤嚥性肺炎で入院，ARB→ACE阻害薬へ変更

A ACE阻害薬は誤嚥性肺炎の対策だろう。空咳への理解が必要

P ACE阻害薬は誤嚥性肺炎を減らすため，空咳は心配ない旨を説明
空咳発現の有無をチェック

・アムロジピン増量→血圧安定，下肢浮腫などなし

どうでしょう。すっきりしました。プロブレムは薬剤師の考えがわかるように簡潔につけてみました。これは大切なことです。前項「POSとは」でも触れたように，POSの目的の一つに情報共有があります。それは薬剤師の間の共有だけではありません。簡潔に，そして具体的に書くことで，多

職種の方に向けて「この患者さんは薬が関与するこんな不安やリスクを抱えているんですよ」とアナウンスすることができるのです。そういった意味では，#2はACE阻害薬ではなく，イミダプリルといった具体的な薬剤名で記録することも大事なことかもしれません。さらに今回の記録では，空咳が現実に出ているかどうかわかりませんし，出ていないようなら#2はなくてもよかった可能性もあります。来局者（患者の娘）の訴えの中心は「リスペリドンって精神病の薬ですよね…」にあるのですから。

薬歴とは

薬歴をつける際の
いくつかの注意点

▶ 時系列を前後させない

　さて，ここでは薬歴をつける際に注意すべき点についていくつか述べておきましょう。まず時系列で記録される薬歴ですから，時系列が前後してはならないということです。当然ですね。でも，その当然のことが守られているでしょうか。次の事例をみてみましょう。

〈時系列〉

15:00　患者Aさんに投薬。ボノピオン®パック（ボノプラザン・アモキシシリン・メトロニダゾール）について初回服薬指導

17:00　患者Aさんより電話。「明日会社の飲み会があるんだけど，どうしたらいい？」と。ボノピオン®パックを明後日より始めるように指導

18:00　閉局。たまった薬歴をつけ始める

〈Aさんの薬歴〉

#1　ボノピオン®パック服用中はアルコールNG
S　ピロリ菌まだいたよ
O　ボノピオン®パック処方，アルコール（＋）→明日，会社の飲み会
A　メトロニダゾール含有のためアルコールの併用はNG
P　軟便・下痢などは継続。発疹，腹痛，血便などは申し出を
　　アルコールは除菌中NG。明後日からボノピオン®パックのスタートを
　　ボノピオン®パックの服用状況と副作用をチェック

22

この薬歴のどこに問題があるのでしょうか。そう，15時に行った服薬指導と17時の電話対応が混ざってしまっています。つまり，後から得た情報を加えてしまっているのです。これはダメです。#1は本来，次のような薬歴であったはずなのです（＃2）。

〈時系列が前後していないＡさんの薬歴〉

＃2　ボノピオン®パックの初回服薬指導
S ピロリ菌まだいたよ
O ボノピオン®パック処方，アルコール（＋）
A 初回服薬指導
P 軟便・下痢などは継続。発疹，腹痛，血便などは申し出を
　　アルコールは除菌中ＮＧ
　ボノピオン®パックの服用状況と副作用をチェック

○月○日17時　患者よりTEL
　Q） 明日，会社の飲み会があるんだけど，どうしたらいい？
　A） ボノピオン®は急ぐ必要はないので明後日からのスタート
　　　　でいいですよ

　薬歴を夕方にまとめて書くという行為は望ましいものではありません。本来であれば，医師のように診察ごとに，僕らであれば投薬ごとに記載されるべきものでしょう。しかし，患者を待たせるわけにもいきませんし，保険薬局の構造上，患者の視線に堪えられないといった側面もあります。さらにいえば，"薬歴が患者の薬学的管理のためには必須のものである"ことが，患者に理解されていないことが最大の問題なのかもしれません。これらは徐々に解決していくしかありません。

　けれども，この状況は悪いことだけではありません。人間は考え，判断し，行動しますが，自分がしたことをもう一度考えてみることはあまりしません。時間を空けて記録することは，自分の考えや判断を振り返ることにもなるのです。本来なら，症例検討会がその機能を果たすのですが，忙しい日常業務のなかで全部にそれをこなすことはできません。しかし，薬

歴をつける時点でそれができるのであれば，それは成長のチャンスになるのではないでしょうか。

さて，この時系列による記載は再現性の問題でもあります。再現性が重要なことはいうまでもありません。

本人ではなく代理の受診であるならば，誰に薬を渡したのか。一包化しているのなら，それは連続分包なのか繰り返し分包なのか。一包化薬に印字している情報は日付と用法だけ？　名前は？　目が悪いので薬袋は黒マジックで太く書く，など。服薬指導の内容だけが重要なのではありません。むしろ，こういう基本的なことが再現でき，どの薬剤師が投薬したとしても，患者が安心して"いつものお薬"を受け取れることも大切なのです。

▶ 良い薬歴の条件は充実したフェイスシート

そして，良い薬歴は必ずフェイスシート（表紙，サマリー，頭書きなど）が充実しています。時系列で記載する薬歴は，古い情報からどんどん流れていってしまいます。投薬の際に参照する薬歴は，前回，前々回くらいのことが多いのですが，フェイスシートは必ず毎回確認する必要があります。そこには，流されていっては困る重要な情報が記載されているからです。

フェイスシートが存在しない薬歴なんて，このご時世ですから皆無でしょうが，問題はその中身です。例えば併用薬がない場合，それも"ない"という情報なのです。よって，「〇年〇月〇日　併用薬なし」といった記載が必要です。そしてそれは，併用薬がずっとない場合でも「△年△月△日　併用薬なし」と定期的に更新されていくことになります。肝臓や腎臓，そして心臓に問題があるのなら，それは一目でわかるような工夫をしておくべきですし，既往歴のメンテナンスも重要です。こういったことが充実したフェ

イスシートであれば，処方箋と突き合わせるだけで，疑義照会の必要性や行うべき服薬指導を一瞬で導くことができるわけです。

　面倒でも指導歴から必要な情報は随時，フェイスシートに転記していきましょう。併用薬や既往歴，副作用歴といった毎回確認すべき情報や，その他の残しておくべき情報，そして調剤時の工夫や使ってはいけない言葉（例：認知症とは言わないこと）など。フェイスシートから具体的な患者像が浮かび上がり，時系列の薬歴から連続性が担保され，そしてそれが再現性の高いものであれば，単に患者に応じた服薬指導が可能になるだけではなく，患者とのトラブルを未然に防ぐことにも一役買うことになるでしょう。

　例えば，疑義照会や患者に適切な服薬指導を行ったのに，残念ながら薬の有害事象によって患者に健康被害が生じてしまい，あなたは訴えられてしまった，としましょう。そのときあなたを守ってくれるものは具体的で，連続性があり，再現性の高い，つまり信頼性の高い薬歴なのです。

▶ 拡大する調剤の概念と薬歴

　また，調剤の概念が拡大してきています。『第十三改訂 調剤指針 増補版』から引用します。

> "調剤の概念とは，薬剤師が専門性を活かして，診断に基づいて指示された薬物療法を患者に対して個別最適化を行い実施することをいう"
> —— 日本薬剤師会・編：第十三改訂 調剤指針 増補版. 薬事日報社, 2016 より

　ここには薬剤師は薬の専門家ではなく，薬物療法の専門家であれ，と書かれているわけです。どうやって薬物療法を患者に対して個別最適化したのか，そのことが薬歴に残されていないといけません。

> "また，患者に交付した後も，その後の経過の観察や結果の確認を行い，薬物療法の評価と問題を把握し，医師や患者にその内容を伝達することまでを含む"
>
> —— 日本薬剤師会・編：第十三改訂 調剤指針 増補版. 薬事日報社，2016 より

　また，調剤の概念は時間軸においても拡大しており，薬剤の交付後も考慮する必要があります。投薬した薬が最も効果を発揮するのはいつなのか。それは同時に，薬理作用の延長線上にある副作用が出やすい時期でもあります。また，その薬の副作用をモニタリングすべき期間は？　そういったことは薬理や薬物動態を学んだ僕らにはわかることです。つまり，患者に薬を交付した後も服薬指導や薬学的管理は十分可能であり，そういった"患者の薬物療法に責任をもつ"という態度を求められているのです。そして当然，そこでなされたことも薬歴につけておく必要があります。調剤は薬を渡して終わりではありませんし，薬歴もまた然りです。

▶ 薬歴を記録する法的根拠

　さて，薬歴を記録しなければならない法的根拠は，調剤録とは異なり，直接的には書かれていません〔調剤録は薬剤師法第28条や保険薬局及び保健薬剤師療養担当規則（以下，薬担規則）第5条に記載されています〕。薬歴を記載する法的根拠は，**表1**の2つでしょう。

　これらを実施するために薬歴は必須アイテムです。「必要な情報」や「必要な薬学的知見」が，なぜ必要たるのか。それを導くためには，薬歴が不可欠であり，その思考はPOSとマッチします。そしてそれは，薬学管理料を算定しているかどうかとは本来関係のないものです。繰り返しになりますが，薬歴未記載問題は不正請求などといった次元の話だけではなく，薬剤師としてなすべきことをしていない，そういった根本的な問題なのです。

表1　薬歴を記載する法的根拠

- 薬担規則第8条の第2項
  保険薬剤師は，調剤を行う場合は，患者の服薬状況及び薬剤服用歴を確認しなければならない

- 薬剤師法第25条の第2項
  薬剤師は，調剤した薬剤の適正な使用のため，販売又は授与の目的で調剤したときは，患者又は現にその看護に当たっている者に対し，必要な情報を提供し，及び必要な薬学的知見に基づく指導を行わなければならない

〔厚生労働省「保険薬局及び保険薬剤師療養担当規則」（昭和32年厚生省令第16号）／「薬剤師法」（昭和35年8月10日法律第146号，最終更新：平成26年6月13日法律第六九号）より〕

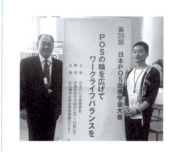

服薬ケア研究会

薬剤師同士はもとより，多職種や患者である国民と大いに議論を重ねながら服薬ケアを学び育てていくことを目的とした非営利団体。全国各地での勉強会や講演会の開催なども積極的に行い，服薬ケアの普及のために活動している。

図1　服薬ケア研究会の岡村祐聡先生と筆者（右）

「プロの仕事は記録される」。これは僕の師匠である服薬ケア研究会会頭の岡村祐聡先生の言葉です（図1）。本当にそう思います。薬剤師は薬物療法の専門家。つまり，プロです。プロの仕事なのですから，記録を残すのは当たり前。そして，それは患者のためになるものでなくてはならないのです。

Column① 薬歴は「つける」もの？　それとも「書く」もの？

　同じ行為をどう表現するか。表現によって，含有する思いだけでなく，視野の射程まで違ってくる。そう感じることがままある。

> "日記に文字を記すことを「日記をつける」という。「日記を書く」でもいいが，「つける」を多く使う。
>
> 「書く」は，書いた文字がそのときだけそこにあればいいという，どちらかというとそういうものであるのに対し，「つける」は，しるしをつける，しみをつける，がそうであるように，あとあとまで残す感じがある。いつまでも残るように記すこと。これが「つける」なのだと思う。だから日記は「つける」のだ。
>
> また「つける」は，あとから見てもわかりやすいように，決まったスペースがあると，力を発揮する。（中略）「書く」は形式を選ばないが，「つける」はかたちをもつ。それも残すためである"
> ── 荒川洋治：日記をつける. 岩波現代文庫, pp44–45, 2010 より

　SOAP という形式をもつ薬歴は，当然，"後からみてもわかりやすいように"残すものである。それは患者のためであり，教育のツールでもある。それはさておき，僕は薬歴を「つける」と表現しているだろうか。はたまた「書く」であろうか。

　"薬歴書き"とは，これ残業問題にてよく使う言葉で，なるほどそれは"そのときだけそこにあればいい"表現のようにも思える。対して，患者を思い，必要な情報を薬歴に残すときには，「それ，ちゃんと薬歴につけておこう」なんて言ったりもする。

　薬歴は何のためにあるのか？　それは「書く」ためにあるのではない。あえていうならば読むためにあるのだ。"振り返る"ためにあるといってもいい。

それは当然"後からみてもわかりやすい"必要があり，次のケアプランにつながるものでなければならない。

　次に投薬する薬剤師のために，読んでヒントになる薬歴をつけておく。そういう薬歴は，その患者に寄り添った服薬指導を可能にしていくだろう。そうやって薬歴が，服薬指導がつながっていき，回りまわって，その薬局全体のレベルが上がっていく。そうありたいものだ。

　さて，今日の薬歴を「つける」のか「書く」のか。それは形式ではなく，仕事に対する姿勢がそう表現させているのかもしれない。

memo

SOAP形式の薬歴が うまく書けない理由

chap. 2

　SOAP形式の薬歴がうまく書けません…。多くの薬剤師が抱える悩みですね。大学で習っていないうえに，現場でも正しい書き方が定着していないのであれば無理もないことなのかもしれません。「SOAPでなくてもいいんだよ」という声があります。これは目先の仕事だけを考えればそうかもしれません。しかし，これから進むであろう電子化や薬薬連携，そして多職種連携を考えたとき，薬剤師だけが「SOAPはわかりません，書けません」では困ってしまいます。

　そこで，この章ではSOAP形式の薬歴がうまく書けない理由から，SOAPの考え方を解説していこうと思います。

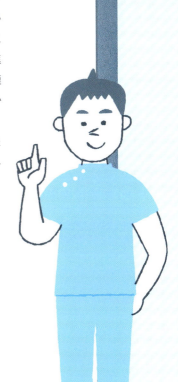

SOAP形式の薬歴がうまく書けない理由

1 薬歴がうまく書けない理由は誤訳にある

　SOAP形式の薬歴がうまく書けない理由の一つに，"誤訳"があります。誤訳？　そう誤訳です。1章で紹介したように，POSやSOAPといった概念は米国で考案され，日本に輸入されたものです。つまり，日本にはもともと存在しない概念なのです。その昔，文明開化の音がしていたとき，外国より多くの概念が輸入されました。その当時の日本には，西周や福沢諭吉などたくさんの優秀な学者がおり，輸入された概念に対し，「自由」，「正義」，「学校」，「銀行」……といった漢語を当てはめていきました。うまく当てはめたものです。ただ，名詞は問題ないとしても，例えば「自由」といった概念は漢語のイメージに引っ張られている印象が否めません[a]。それと同じように，POSやSOAPも訳してしまうことで，訳語である漢語のイメージに引っ張られてしまうケースがあるのです。

▶ 患者は来局のたびに問題を抱えている？

　POSの定義は，「患者のもっている医療上の問題点に焦点をあわせ，その問題をもつ患者の最高の扱い方（best patient care）を目指して努力する一連の作業システムである」でした（p10参照）。「患者のもっている医療上の"問題点"」，そして「その"問題"をもつ患者」。つまり，POSのPを"問題"と訳してしまっているのです。

----

[a]：実際には概念を輸入し，そこに漢語を当てはめているので，いわば二重の翻訳ともいうべき状態になっている。そうしてる間に本来の意味と日本語化したものの間に開きが生じてしまうことは仕方のないことなのかもしれない。

例えば，高血圧で治療中の50歳男性のBさん。5年前の人間ドックで指摘されて以来，ずっと降圧薬を服用しています。

CASE

50歳男性のBさん	
Rp1 ニフェジピンCR錠40mg	1回1錠（1日1錠）
1日1回　朝食後	28日分

　5年間ほとんどDo処方で，併用薬もありません。このBさん，毎月来局されるたびに，医療者に相談すべき問題を必ず抱えているものでしょうか。「降圧薬を服用しているのだから，そのこと自体が"問題"だ」。そう言われればそうかもしれません。が，それはこちらからの一方的な価値の押しつけかもしれませんね。それは患者の価値観を確認しなければ答えの出ない問題ですし，その答えも流動的なものです。有害事象もなく，降圧薬で血圧が良好にコントロールされているのだったら，それは，そういった状態を患者が，さらには医師も目指しているところかもしれません。

　実際，Bさんは現状に満足しています。この状態をキープすることが目下，Bさんの目標なのです。つまり，このBさんが月に一度，来局されるたびに問題を抱えているようなら，それこそ問題なわけです。

　でも，僕らはSOAP形式の薬歴を書こうとするたびに（投薬後に薬歴を書くわけですから，投薬するたびに，といってもいいのかもしれません），そうとは知らずに患者の問題点を探してしまっている。そんなことはありません？　では，なぜSOAP形式の薬歴が書けないのでしょう。SOAPを理解しているのに，SOAP形式で薬歴が書けないのならば，まずは誤訳に引っ張られている可能性を疑ってみるべきでしょう。

▶ POSのPは，プロブレム（投薬のタイトル，テーマ）

　誤訳のイメージに引っ張られないようにするために，まずは翻訳そのものをやめてしまいましょう。POSのP（Problem）は，"プロブレム"と表現するのです。そう，日本語にはカタカナがあります。カタカナがあるから日本語は柔軟で，包容力があるのです。

　最近の新書などを読んでいるとカタカナがよく登場します。そんなとき，前後の文脈で意味を取ることができれば，そのカタカナだけを読み飛ばしてしまうこともよくあります。なぜ，そういうことが容易にできるかというと，そういった単語はカタカナであるがゆえに，外来語であり，日本にはもともとなかった概念，もしくはぴったりとあう，しっくりくる日本語はありませんよ，とわかるからです。だから，カタカナで表現しているのです。じつは，スガシカオはカタカナを多用する歌手の一人で，彼は『関ジャム 完全燃SHOW』というテレビ番組において，カタカナを多用する理由をこう述べています。「ニオイ消しです。漢字にはニオイがある」。であれば，僕らも同様の手法を取ればいい。POSのPは問題ではありません，プロブレムです。その意味は，今日の投薬のタイトルやテーマといった感じでとらえておけばいいでしょう。

　ここでもう一度，POSの定義をみておきましょう（**図1**）。1章に出てきた図とほぼ同じですが，誤訳が改まっています。今後はこれでいきましょう。

　POSのPを問題（問題点）と誤訳し，そのイメージに引っ張られると，患者の問題点を無意識に探してしまう。それだけではありません。問題のない患者にアプローチすることができなくなってしまいます。それはつまり，"経過観察を薬学的にできない"ということを意味するのです。

POSの定義

患者のもっている医療上の**プロブレム**に焦点をあわせ，その**プロブレム**をもつ患者の最高の扱い方（best patient care）を目指して努力する一連の作業システムである。

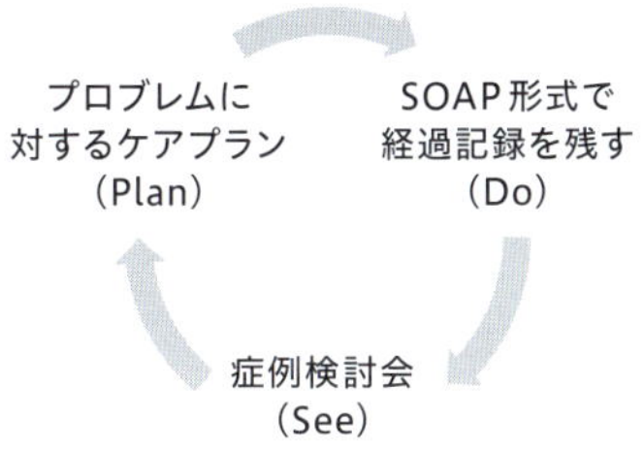

プロブレムに対するケアプラン（Plan）

SOAP形式で経過記録を残す（Do）

症例検討会（See）

患者にとってベストなものを求めていくのがPOSだ！

図1　POS（Problem Oriented System）

▶「暮らしが先にくる思考回路」の実践

　では，どうすればいいのでしょう。問題のない患者に対して薬学的にアプローチするためには，具体的にどのように取り組めばいいのか。これに対しては，『日経DI（ドラッグインフォメーション）』の調査で，最も尊敬する薬剤師ランキング1位に輝いた川添哲嗣先生（つくし会　南国病院）がその著書のなかで鋭い指摘をされています。

"比較のためには，問題がなかったときの記録を残しておくことが大切なんです（p181）"

"快食，快便，快眠という言葉は，見事に人間のクオリティー・オブ・ライフを言い表していると思うんですよ（中略）それらが人生において重要だと考えれば，副作用チェックに際して最も優先すべきことは，快食，快便，快眠を妨げるような副作用チェックをすることじゃなかろうかと。もちろん，命にかかわるような副作用チェックは重要ですけど，この三つが脅かされていないか，副作用が出ていないかをチェックすることは決して忘れちゃいけないと思うんですよね（pp179-180）"

―― 川添哲嗣：川添式 熱血患者指導術；「Do処方，特変なし」から脱却せよ！　日経BP社，pp179-181，2010 より

川添先生がこの書籍を書かれた時代は，①食事，②排泄，③睡眠の３領域でしたが，いまではこれに④運動機能，⑤認知機能を加えた５領域になっています。そして，「暮らしが先にくる思考回路」 b を実践していくのです。薬で長生きできたとしても，この５領域に問題があっては豊かな人生を，つまりQOLの最大化を図ることは難しくなります。処方された薬が"患者の暮らしにどう関わるのか"をしっかり考えたうえで，患者の人生を薬歴に残していく。悪い状態に限らず，良い状態も記録しておく。食欲がある，美味しい，お通じはうまくいっている，よく眠れている，といった良い状態の記録を残しておかなければ，いつから悪くなってきたのかがわかりません。食事，排泄，睡眠といったものは生きている以上必ず行っているものですし，運動機能，認知機能はこれからの高齢社会では避けて通れない領域です。この５領域で，薬が不都合を引き起こしていないか。こういった視点をもって，それを薬歴に残していけばいいのです。

　こう考えてもいいかもしれません。僕らは，処方箋に指示された内容（情報）を医薬品（モノ）に変換する仕事を行っています。この際，疑義を発見した場合はその疑義を解消してからでないと投薬することができません。ということは，疑義がある場合はなぜその薬を出したのかを薬歴に記載しておく必要があるわけですが，これは裏を返せば，疑義がないのであれば，その記録を残せばその指示のまま投薬することができるわけです。つまり，問題がないのであれば，問題がないことを記録するのです。後はどう問題がないのか。その一つの考え方が「暮らしが先にくる思考回路」なのです（**表1**）。

- - - -

　b：患者の暮らし（食事，排泄，睡眠，運動機能，認知機能）に関する質問を行い，患者の回答から薬剤が患者の暮らしに影響を与えていないかを探るための思考回路。

表1　暮らしに関わる5領域のチェック項目（例）

		チェック項目
食事	味覚障害	亜鉛とキレートを起こす薬剤（カプトプリルやフロセミドなど）
	胃潰瘍	NSAIDs，ステロイドなど
	食道潰瘍	ビスホスホネート系，メキシレチン，カリウム製剤など
	苦味	ゾピクロン，ルネスタ®，レバミピドなど
	吐き気	SSRI，SNRI，テオフィリンなど
	口喝	抗コリン薬，抗ヒスタミン薬など
	歯肉肥厚	カルシウム拮抗薬，免疫抑制薬，フェニトイン，フェノバルビタールなど
排泄	尿量減少	NSAIDsなど
	尿閉	抗コリン薬，抗ヒスタミン薬，麻黄配合の漢方薬など
	頻尿	カルシウム拮抗薬，ループ系利尿薬，テオフィリンなど
	失禁	トリアゾラム，アルプラゾラム，リボトリール®など
	コーラ色の尿（横紋筋融解症）	スタチン系，フィブラート系，ニューキノロン系
	便秘	抗コリン薬，α-グルコシダーゼ阻害薬，鉄剤，コデイン，トラムセット®など
	下痢	抗菌薬，α-グルコシダーゼ阻害薬（特にミグリトール），プロトンポンプ阻害薬，消化管運動賦活薬など
睡眠	—	• 服用タイミングが早すぎないか？ • 消灯しているか？（テレビをつけていないか？） • 睡眠薬のタイプはあっているか？
	不眠	ステロイド，テオフィリン，夜間頻尿を引き起こす薬剤，SSRI，SNRIなど
	持ち越し	半減期の長い睡眠薬
	眠気・傾眠	ベンゾジアゼピン系[*1]，筋弛緩薬，抗ヒスタミン薬，メマリー®など
	突発性睡眠	プラミペキソール，レボドパ・カルビドパなど
運動機能	筋力低下	ベンゾジアゼピン系[*1]，筋弛緩薬，統合失調症治療薬など
	眠気・めまいによる転倒	ベンゾジアゼピン系[*1]，抗ヒスタミン作用を有する薬剤，リリカ®，メマリー®，抗うつ薬など
	起立性低血圧	α1遮断作用を有する薬剤（タムスロシン，ドキサゾシン，クエチアピンなど）
	視力障害	抗コリン薬，リリカ®，サブリル®，フェニトインなど
	振戦	β刺激薬，SSRI，SNRI，三環系抗うつ薬，SU薬による低血糖など
	薬剤性パーキンソニズム	スルピリド，メトクロプラミド，ハロペリドールなど
	全身倦怠感	抗がん薬
認知機能[*2]		抗コリン作用を有する薬剤（p141を参照）
		ベンゾジアゼピン系[*1]
		抗精神病薬（クロルプロマジンなどのフェノチアジン系は抗コリン作用が強いので高齢者には不向き）
		炭酸リチウム（可逆性の精神活動の緩慢化や言語記憶の低下）
		抗パーキンソン病薬はいずれもせん妄の原因となりうる
		第一世代抗ヒスタミン薬（血液脳関門を通過しやすく，鎮静や認知機能低下が出現しやすい）
		その他（H_2受容体拮抗薬，ジゴキシン，ステロイド，オピオイドなど）

＊1：ゾルピデムなどのZ-Drug含む
＊2：水上勝義：精神神経学雑誌．111：947-953, 2009より

1 ─ 5領域に影響を及ぼさないかという視点で薬を学ぶ

さて，では具体的にニフェジピンを服用しているＢさんの場合はどうしましょうか。「暮らしが先にくる思考回路」を実践するためには，まず薬そのものを知らなければなりません。暮らしを先にみよ，といって薬が先ですかと突っ込まれそうですが，プロたる者，自身が扱う薬くらい知っておかないといけませんし，知っているからこそ，想像できるのです。

> "想像って，自分の知識から生まれるもんなんだぜ。知ってるって，大切なことだよ。それがなきゃ，何も始まらない"
> ── 山田詠美：4U ヨンユー．幻冬舎文庫, pp176-177, 2000 より

重大な副作用ばかり押さえていてもダメです。5領域に影響を及ぼさないかという視点で，薬を学んでおかなければなりません。この勉強法も，先の川添先生の書籍に紹介されています。

> "例えば僕は，新しい薬が発売されたときにその薬を知ろうと思ったら，まず添付文書を見て「食事」に関する副作用に赤で丸を付ける。そして，次に「排泄」に関する副作用は青で囲む。そして「睡眠」は緑とかで印を付けていく。そうすると，全部の副作用の8割ぐらいは，食事か排泄か睡眠かのどれかに影響する副作用に該当します"
> ── 川添哲嗣：川添式 熱血患者指導術；「Do処方，特変なし」から脱却せよ！日経BP社, p188, 2010 より

もちろん，日本の添付文書の「その他の副作用」の項目には本当の副作用ではない，いわゆるノイズ c が多いことも確かです。しかしながら，カルシウム拮抗薬を考えるだけでも5領域に影響を及ぼす副作用がすぐにいくつ

- - - -
c ：副作用かどうかわからない，因果関係のわかりにくい情報。「因果関係を否定できない」という副作用の定義がノイズを生む原因となっており，添付文書の項目「その他の副作用」はその傾向が顕著といわれている（小宮山靖：月刊薬事, 58：3339-3343, 2016／小宮山靖：月刊薬事, 58：3517-3522, 2016 より）。

も思い浮かびます。

1. 食道括約筋が緩むことで逆流性食道炎の原因になることもあれば，長期服用で歯肉肥厚が現れることがある（食事）

2. 用量依存的に便秘になりやすくなる（排泄）

3. 夜間頻尿の原因になることがある（睡眠）

4. 過降圧によって，ふらつきや転倒に結びつくことがある。また自立度の低い高齢者の場合，下肢浮腫でも転倒リスクが高まる（運動機能）

5. 軽度認知障害（mild cognitive impairment）[d] を含む認知症患者の場合，過降圧によって症状を悪化させる可能性がある（認知機能）

　これだけの知識でも，ニフェジピンを服用しているBさんの薬歴には，食事，排泄，睡眠，運動機能の4領域の情報がなければなりません。ふらつきや立ちくらみがないか，食事は美味しく食べられているか，お通じや睡眠は問題ないか，こういった確認こそが薬学的な経過観察なのです。

　以下は，Bさんのある日の薬歴です。

〈○月○日の薬歴〉

> **#　ニフェジピンの副作用モニタリング**
> **S** 血圧130mmHgで，今日もバッチリだったよ
> **O** ふらつき（−），食欲（＋），お通じや睡眠も問題なし
> **A** 経過良好
> **P** 継続指導。ふらつきや胸焼けなどは申し出て
> 　引き続き食事，排泄，睡眠，運動機能の4領域をみていく

　血圧のコントロールは良好で，副作用と思われる症状もみられません。薬剤師の目からみてBさんの経過は良好なわけですから，経過良好と評価しています（もちろん，一度で4領域すべての確認をする必要はありません）。

- - - -
d：健常者と認知症の中間，グレーゾーン。

また，カルシウム拮抗薬による歯肉肥厚の予防には，普段からの歯茎の
ブラッシングが効果的です。そこで，次のような薬歴もときどき登場します。

〈○月△日の薬歴〉

> **# ニフェジピンによる歯肉肥厚を予防する**
> **S** 食欲（＋），歯茎の違和感（－）
> **O** 歯茎のブラッシングを忘れている
> **A** ニフェジピンを長期服用中につき歯肉肥厚の対策が必要
> **P** 歯茎のブラッシングも忘れないように
> 今後も半年に一度くらい歯茎のブラッシングのアナウンスを

○月△日はちょっと問題があったわけですが，このプロブレム（#）を発見
できたのも，ニフェジピンという薬を薬学的に知っている薬剤師だからで
あり，かつ「暮らしが先にくる思考回路」を実践できているからだと思います。

2 ─ 患者のライフスタイルを把握する

また，患者のライフスタイルを押さえておくことも重要です [e]。Bさん，
じつは一部上場企業に勤めるサラリーマンなんです。1年に一度，東京で研
修があるとかで出張されているようです。

〈□月□日の薬歴〉

> **# 出張時のGFJ [f] 飲用を避けてもらう**
> **S** 出張で東京にしばらく行くので早めに薬をもらいにきた
> **O** 血圧や体調は問題なし
> **A** 出張時は施設やホテルでのGFJに要注意
> **P** ニフェジピンを飲んでいる方は同時でなくてもGFJを避ける必
> 要があります。朝食で用意されることもあるので気をつけて

- - - -

[e]：2018年改訂の薬歴の基本的な記載事項では「薬学的管理に必要な患者の生活像」が加えられた。
[f]：グレープフルーツジュースをGFJと記載している。勝手に作った略語は認められないが，
GFJは学術論文でも使用されるタームで，そういった略語を薬歴に使うことは問題ない。こ
れは薬効分類（例 CCB）や薬剤（例 ACV），薬学用語（例 $t_{1/2}$）でも同様。

以前，出張に行くと血圧が下がってふらつくというサラリーマンの方がいました。日常生活ではグレープフルーツジュースなんてお洒落な物は飲みませんが，出張時にはホテルの朝食バイキングで必ず飲用していたそうです。出張の多い僕も納得の話でした。その他にも「夏のお中元でもらったジュースの詰め合わせのなかにグレープフルーツジュースがあって，誰も飲まないから…」ということで，血圧が100mmHgを切るようになったご婦人の例も経験したことがあります。どちらもニフェジピンで経験した例でしたので，この程度で済んだのでしょう。これが，ニソルジピンやフェロジピンなどだったらと思うとゾッとします [g]（表2）。

表2　カルシウム拮抗薬とグレープフルーツジュースの相互作用

薬剤名（主な商品名）	投与量(mg)	GFJ(mL)	AUC比	バイオアベイラビリティ（%）	血漿中非結合形分率（%）
アムロジピン（アムロジン，ノルバスク）	10	240	1.08	64	4.5
ベニジピン（コニール）	4	200	1.59	該当なし	1.07〜1.54
シルニジピン（アテレック）	10	200	2.27	該当なし	0.7
ジルチアゼム（ヘルベッサー）	120	250	1.18	39	17.1
エホニジピン（ランデル）	40	250	1.67	該当なし	0.2〜0.6
フェロジピン（スプレンジール）	5	250	2.34	16	< 1
	5	200	2.85	—	—
	5	200	1.86	—	—
	10	240	2.16	—	—
マニジピン（カルスロット）	40	250	2.31	該当なし	0.3〜1
ニフェジピン（アダラート）	5	250	1.35	45	2〜4
	10	200	1.47	—	—
ニソルジピン（バイミカード）	5,10 *	200	4.11	3.7〜8.4	0.27

＊：GFJ摂取群の投与量5mg，対照群の投与量10mg

〔Ohnishi A, et al：Br J Clin Pharmacol, 62：196-199, 2006 より一部改変〕

----

g：カルシウム拮抗薬とGFJの相互作用の影響は大小さまざま。GFJは有名なCYP3A4阻害薬で，その作用点は小腸。そしてその影響の大きさは，その薬剤のBA（バイオアベイラビリティ）によって予測できる。例えばGFJと禁忌レベルのニソルジピンのBAは3.9%しかない。添付文書でもGFJの影響が約3〜4日あることが考慮され，同時服用にてAUCが2〜4.5倍，Cmaxが3〜5倍にもなるといわれている。一方，アムロジピンのBAは64%もありその影響は比較的小さい。

SOAP形式の薬歴がうまく書けない理由

2 ごちゃごちゃした薬歴になってしまいます

「SOAP形式の薬歴は，書けるには書けるんですが，何だかごちゃごちゃしちゃうんです」。よくある薬歴に関する悩みの一つです。話を聞いてみると，Sがとても長く，頭でっかちな薬歴も多いとか。患者の訴えをSに全部入れていたら，間違いなくそうなってしまいます。患者はランダムに，思いつくままに話してくることが多いですから，それをそのままSに書き写すのではなく，まずはクラスタリングという作業を行う必要があります。

▶ ごちゃごちゃする理由はクラスタリングの欠如

クラスタとは，塊のことです。患者の訴えや情報を，その類似度に基づいて分け，クラスタとしていきます。これを，クラスタリングといいます。この作業はPOSを実践するうえで欠かせません。なぜなら，このクラスタリングを行うことで，患者の訴えや情報を話題ごとに整理し，プロブレムを抽出することが可能となるからです。そしてSOAP形式の薬歴はそれぞれのプロブレムごとに，つまり，#○，#△，#□のそれぞれに対して記載されていなければなりません（図1）。

ごちゃごちゃした薬歴となる原因，それはクラスタリングという作業の欠如です。僕はこの一連の流れを"原付バイクの二段階右折"で説明をします（図2）。運転免許をお持ちの方はご存知かと思いますが，大きな車道において，原付バイクはそのまま右折することができません。交差点に入ったらそのまま直進し，渡った先の車線で向きを変え，その方向の信号に従う

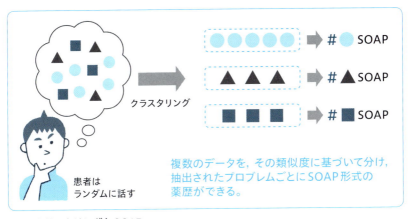

図1　クラスタリングとSOAP

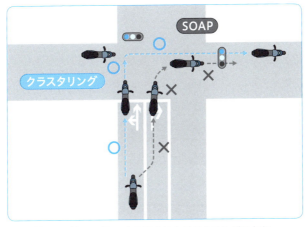

図2　薬歴がごちゃごちゃする理由はクラスタリングの欠如

必要があります。POSの考え方もこれと同じです。まずはクラスタリング，そしてSOAP。この二段階を踏んでいないから，ごちゃごちゃした薬歴になってしまっているのです。

「SOAP形式の薬歴がうまく書けるときと書けないときがあります」。そ

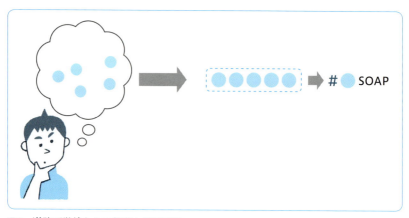

図3 道路が単線なら二段階右折は不要

ういったときは道路が単線なのかもしれません（図3）。つまり，患者がもたらした訴えや情報が単一のクラスタのときですね。こういった場合では，クラスタリングは不要です。例えば，患者が薬剤師にこれを相談しようと考えて来局されたケースなどはそれに当たるでしょう。

▶ クラスタリングによってプロブレムがみえてくる

　皆さんはごちゃごちゃした薬歴になっていませんか。クラスタリングさえマスターしてしまえば，すっきりした薬歴になります（pp19〜20参照）。L. L. Weed博士もこう言っていましたね。「記録上での混乱を避けることで効率が良くなる」と。

　とはいえ，"クラスタリングという作業をしないと，プロブレムがみえてこない"，これがクラスタリングを行う本質的な理由です。僕らはPOSという考え方を実施しようとしているのに，クラスタリングを怠ると，その肝心のプロブレムがみえてこなくなってしまう。そして，その表面上の結果として，ごちゃごちゃした薬歴が現れてしまうのです。

SOAP形式の薬歴がうまく書けない理由

3 SOAP形式で薬歴が書けない本当の理由

　ここでは，SOAP形式で薬歴が書けない本当の理由を探っていきます。まず，症例をみていきましょう。

CASE

70歳女性のCさん

Rp1	アスピリン錠100mg	1回1錠（1日1錠）
	イルベサルタン錠50mg	1回1錠（1日1錠）
	フロセミド錠20mg	1回1錠（1日1錠）
	1日1回　朝食後	21日分
Rp2	カルベジロール錠2.5mg	1回1錠（1日2錠）
	ステーブラ®錠0.1mg	1回1錠（1日2錠）
	1日2回　朝・夕食後	21日分
Rp3	ニコランジル錠5mg	1回1錠（1日3錠）
	レバミピド錠100mg	1回1錠（1日3錠）
	1日3回　毎食後	21日分
Rp4	ファモチジン錠10mg	1回1錠（1日1錠）
	1日1回　就寝前	21日分
Rp5	硝酸イソソルビドテープ40mg	1日1枚
	20時〜翌朝8時まで貼付	21枚
Rp6	ニトロペン®錠0.3mg	1回1錠
	発作時	10回分

▶ ニトロペン®が効かないと訴える患者

　Cさんは頓服薬まであわせるとぜんぶで10剤も服用していますが，現状，特に問題の見受けられない元気なお婆ちゃんです。他科受診や併用薬はなく，食事，排泄，睡眠，運動機能，認知機能といった5領域に目立った訴えもなく，肝機能や腎機能も年相応といったところで，いつもオープンク

45

エスチョンでの問いかけに対していろいろと，時には大きく脱線しながら応じてくれています。

　この日もいつもと同じ処方内容でした。ただ，ニトロペン®（ニトログリセリン）は前回の処方でも出ているようなので，もしかすると医師の消し忘れかもしれません。僕は自分の心臓の辺りを押さえながら，「調子はどうですか？」と尋ねました。すると，Cさんは次のように話してくれたのでした。

Cさん

「調子？　良くないのよ。ちゃんと薬は飲んでいるのに。昼はときどき忘れるけど（笑）。心臓の貼り薬は最近だいじょうぶ。場所，変えればかぶれないから。でも先日，ニトロペン®3錠目でやっと良くなったの。3錠までいいんでしょ？　3錠で効かなかったら，どうするの？」

　薬歴と処方箋の内容から導かれた，ニトロペン®が余っているんじゃないのかな，という僕の予想は外れていましたが，たくさんの情報を得ることができました。さて，まずはクラスタリングです。ここには，プロブレムとなりそうないくつかのクラスタ（話題）が含まれています。コンプライアンスの問題と硝酸イソソルビドテープによるかぶれ，そしてニトロペン®に関すること。以上の3つの話題があることがわかります（今回は3つとも薬学的な話題ですが，そうではないものが含まれることも多々あります）。
　さて，どの話題を取り上げることにしましょうか。もちろん，全部取り上げても構いませんが，すべてプロブレムとする場合はSOAP形式の薬歴が3つもできることになります。緊急性がない限り，それはあまり現実的ではありません。僕はニトロペン®に関する話題にフォーカスすることにしました。他の2つについては欄外にペンディングして，ニトロペン®に関する

話題だけをSOAP形式にて薬歴に残しておくことにします。

#1　昼の薬をときどき飲み忘れてしまう
#2　硝酸イソソルビドテープによるかぶれ ➡ 平成〇年〇月〇日解決

　さて，僕はなぜ，ニトロペン®の話題にフォーカスしたのか。それは「3錠で効かなかったら，どうするの？」というコメントのとおり，患者にとって一番の関心事であるからです。しかし，それだけではありません。いや，むしろ患者の関心事がそうなるとは限りません。そう，僕がニトロペン®にフォーカスした理由は他にもあるのです。それは"ニトロペン®の使い方に問題があるのではないか？"という僕の薬剤師としての予想（考え）です。仮のAといってもいいでしょう。これは僕の経験や知識から導かれています。では，その予想があっているか否かを患者に確認していきたいと思います（**図1**）。

　「ニトロペン®は舌下していますか？」，「飲み込んだりしていないですよね？」，「ニトロペン®をどのように保管していますか？」といったことを患者に質問していきます。ステーブラ®（イミダフェナシン）を服用しているから口渇があるかもしれません。その場合，ニトロペン®の効果発現は遅れることが多いけど，ちゃんと対応できているのかな？　こういった薬学的に気になることを質問して確認していきます。このようにして得られた情報，じつはこれこそがOなのです。

　Cさんから得られた情報は次のようなものでした。

• ニトロペン®は舌下している

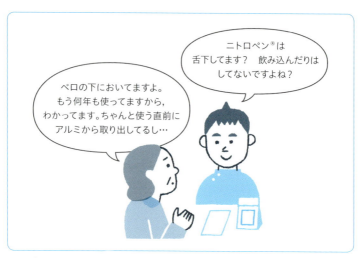

図1 仮のAがあっているか確かめる

- ニトロペン®の保管状況に問題はない
- 口渇がある
- ニトロペン®の使用間隔を1分しか空けていない
- 3分くらいで3錠使用している
- ニトロペン®舌下後，しばらくゆっくりしているのでふらつきなどはない

　十分なOが集まりました。どうやら僕の予想，想定していたAはあっていたようです。つまり，ニトロペン®の使い方に問題がありますよね。そこで僕は，確定したAに基づいて服薬指導を次のように行いました。

僕

「ニトロペン®は一般的には1〜2分で効くんですが，口が渇いていたりすると，ちょっと効きが遅くなることがあります。少し口の中を湿らせてから，ベロの下に置いてください。そして，追加するときは，5分間は空けるようにしてください」

Cさんの反応は「昔はすぐ効いていたから，心配でね」というものでした。なるほど，患者の不安感がニトロペン®の使い方を誤った方向へとドライブしたようです。以上のやりとりをSOAP形式で記載すると次のようになります（#3）。

＃3　ニトロペン®の正しい使い方を理解してもらう

S 先日，ニトロペン®3錠目でやっと良くなった
　3錠で効かなかったら，どうするの？

O 舌下用法，保管ともにOK。舌下後はゆっくりしている
　口渇（＋），使用間隔を1分しか空けていない→3分くらいで3錠使用

A 追加するタイミングが早すぎる
　口渇があるから効果発現が少し遅いのかも（ステーブラ®の影響か？）

P 一般的には1〜2分で効くが，口が渇いていると遅くなることも
　少し口内を湿らせてから舌下を。2錠目の舌下は，5分間空けてから

R **ⓐ** 昔はすぐに効いていたから，心配でね
　　次回，ニトロペン®の使い方と効果の確認を

▶ 薬剤師の考えを検証する「SOAP思考」

　さて，この患者応対における僕の思考を表すと，**図2**のようになります。

　患者のコメントや処方箋などの情報をクラスタリングすると3つの話題があり，そのなかの一つにフォーカスしました。ということは，そこにはそうするためのとでもいうべき薬剤師の予想（考え）があったはずなのです。ただし，この仮のAが必ずしも正しいとは限りません。そのため，その考えが本当にあっているかどうかを患者応対のなかで検証していく必要があります。

----

a：Rは患者のResponseの意味。患者の反応を残しておくと，服薬指導に対する患者の理解度を知ることができる。この記載は次回の服薬指導のヒントになり，継続した指導の助けとなる。このResponseはフォーカスチャーティングでも用いられている。フォーカスチャーティングはFocus，Data，Action，Responseというフレームをもつが，POSの立場から俯瞰するとアセスメントがないのが残念である。

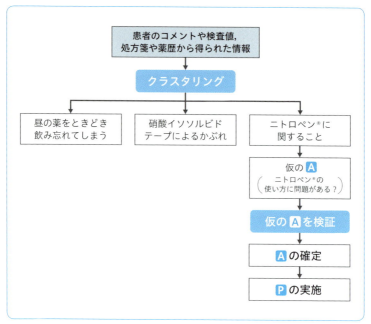

図2 Cさん応対時の思考

　ここでSOAPです。薬剤師の考え（仮のA）があっているかを確かめていくのです。このことを「SOAP思考」とよびましょう。

　クラスタリングの後，薬剤師が焦点を当てた話題がSです。そして，このときに薬剤師が想定しているAがあっているか否か，それを確かめるための所見がOです。それは，検査値や処方薬にとどまりません。先ほどのCさんのように，患者インタビューから得られた所見はもちろん，フェイスシートが充実していれば，そこから多くのOが得られるでしょう。集めたOによってAがあっていることが確認できれば，服薬指導（P）は自ずとできるはずです。それは，ストックフレーズ的な服薬指導ではありません。外観上そうみえたとしても，その指導は患者に応じた服薬指導に他ならないのです。

仮のＡが外れていたら？　そのときは新たに情報を集めてＳのフォーカスからやり直すことになります。

　では，仮のＡのままに基づいて服薬指導をしたらどうなるのでしょうか？　先ほどのＣさんの例で，SOAP思考を発動しなかったケース（#4）を考えてみたいと思います。

＃4　ニトロペン® の正しい使い方を理解してもらう

S 先日，ニトロペン®3錠目でやっと良くなった
　3錠で効かなかったら，どうするの？
O ニトロペン® 処方
A ニトロペン® の使い方に問題があるのかもしれない
P 一般的には1〜2分で効くが，口が渇いていると遅くなることも
　少し口内を湿らせてから舌下を。2錠目の舌下は，5分間空けてから

　おや？　#3とほとんど変わりません。薬剤師の考えをSOAPで検証していないため，当然ながらＯにボリュームがありません。こういうときは処方薬だけが踊っていることが多いものです。Ａは具体的ではないものの基本的に#3と同じなので，Ｐはまったく同じ内容になっています。つまり，SOAP思考を発動させなくても患者へのアウトプットとして同じものを提供できてしまっているわけです。

　このケースにおいて，SOAP思考を補ったもの，それはおそらくその薬剤師の経験です。知識だけでなく，場数やその患者のことをよく知っている，そういう意味での経験値が仮のＡがあっているかどうかの検証過程をカバーした結果だと思われます。このように，いつも仮のＡがあっているのなら，それはそれで何ら問題はありません。

　では，仮のＡが見当違いだった場合（#5）ではどうでしょう？

#5 ニトロペン®を3錠使っても改善がない場合の対応
S 先日，ニトロペン®3錠目でやっと良くなった
3錠で効かなかったら，どうするの？
O ニトロペン®処方
A ニトロペン®で改善がない場合の対応がわからないために不安を感じているのだろう
P 3錠で効かない場合は心筋梗塞の可能性も考えられるので，すぐに主治医に連絡するか，救急病院へ

#5の仮のAは外れているわけですから，#3～4とは異なるAに基づいて服薬指導を行っています。当然，Pの内容もプロブレムも異なってくるわけです。

▶ SOAP形式で薬歴が書けない本当の理由

さて，ここまでくるとSOAP形式で薬歴が書けない本当の理由がはっきりしてきました。それは，どこに何を書くか，という問題ではないのです。ここでもう一度，#3での僕の思考の流れをみてみましょう（図3）。

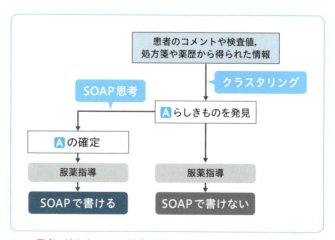

図3　思考の流れとSOAP形式の薬歴の関係

処方箋と薬歴に目を通した僕は，患者と話し始めます。患者はランダムに話してきます。間違っても「今日の私のプロブレムはこれです」とは言ってくれません。そこで，クラスタリングです。そして，そのなかから一つの話題を取り上げました。薬剤師としてフォーカスすべきSがあったからです。この時点で，その情報にフォーカスをした理由，つまり仮のAが存在します。

　ここで，仮のAのままに基づいて服薬指導をしたとします。すると，その仮のAがあっていようと(#4)，あっていまいと(#5)，SOAP形式の薬歴を書くことはできない。当然です。それはSOAPで考えていないからに他なりません。仮のAを発見したのなら，そこからSOAP思考です。そしてOを聴取し，仮のAを確定させるのです。それから服薬指導(P)を行えば，SOAP形式の薬歴は簡単に書けてしまいます。さらに，薬歴を書くのにさほど時間を要しません。なぜなら，投薬時のSOAP思考をそのまま薬歴に写しているに過ぎないからです（図4）。

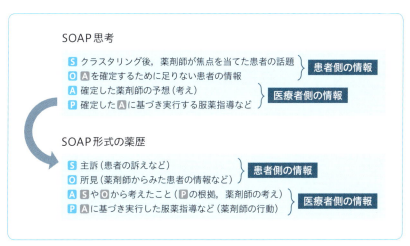

図4　SOAP思考と薬歴

薬歴を書くときにペンが止まる。それは慣れの問題もあるかもしれません。しかし，何年もその状態が変わらないのだとしたら，それはSOAPで考えていないのにSOAPで書こうとしているからかもしれません。やはりここでも，服薬指導と薬歴は切り離して考えることができないのです。

SOAP形式の薬歴がうまく書けない理由

4 いつも同じ処方なので薬歴に書くことがありません

　「いつも処方内容が同じ，いわゆるDo処方なので，薬歴に書くことがありません」。これもよく耳にするフレーズです。では，処方変更がないと薬歴は必要ないのか，といえばそうではありません。薬というリスクをはらんでいるものをお渡ししているわけですから，その薬が効いているかどうかだけではなく，まず副作用を起こしていないかをモニタリングすることが必要です。

> "医師はマイナスをゼロに戻すが，薬剤師はゼロをマイナスにしないように守るのだ"
>
> ── 近藤剛弘（前 日本薬剤師会 常務理事）

　そして先に示したように，食事，排泄，睡眠，運動機能，認知機能といった5領域に影響を与えていないか，患者のQOLを損ねていないかを確認して，その記録を残すことが大切でした。そう，比較のためには，問題がなかったときの記録を残しておくことに意味があります。

▶ 薬識（薬に対する認識）はO

　また，もう一つ着目してほしい概念があります。それは患者の"薬識"です。薬の知識ではありません。薬に対する認識です。"自分の人生にとって，その薬がどのように関与するのか"という認識のことです。ずっとDo処方だったとしても，人間が生きている以上，薬識は必ず変化します。そして，薬識は立派なOなのです。

```
CASE
┌─────────────────────────────────────────────────────────┐
│ 80歳男性のDさん                                          │
│  Rp1 酸化マグネシウム錠330mg      1回2錠（1日6錠）       │
│      1日3回　毎食後              28日分                │
│  Rp2 モサプリド錠5mg              1回1錠（1日3錠）      │
│      1日3回　毎食後              28日分                │
└─────────────────────────────────────────────────────────┘
```

便秘症にて消化器科に通院中のDさん。酸化マグネシウムは医師の指示のもと，1日3〜6錠くらいの範囲で，ご自分で調整されています。ゆえに，Dさんの処方内容は表面上ずっと変化がありません。その薬歴も「いま酸化マグネシウムを1日何錠で飲んでいるのか」，「水分もこまめに摂ってください」，そういった内容に終始しています。採血は半年に1回くらいの頻度ですが，腎機能は問題なく，いまのところ高マグネシウム血症の心配はなさそうです。

酸化マグネシウムが余っているのではないか，と僕は考えながら，残薬確認を行いました。「酸化マグネシウムが残っているなら調整します」と。すると，いつもは「残ってないよ」とそっけなかったDさんが，この日は饒舌に次のように話されました。

Dさん

「酸化マグネシウムはこのままもらっておく。モサプリドは飲んでないんだよ。胃は何ともないからね。そっちはもらわなくて大丈夫。酸化マグネシウムは3錠では無理だな。1日に6錠飲むといまは柔らかくなりすぎるから，朝と昼は1錠で，夜に2錠飲んでいるよ」

1 ─ モサプリドは胃の薬？

どこにフォーカスしますか。モサプリドの残薬調整はもちろん行いますが，フォーカスすべきは当然，「モサプリド飲んでないんだよ。胃は何とも

ないからね」ですよね。モサプリドは適応こそないものの，便秘症にはよく使われる薬の一つです（**表1**）。おそらくＤさんは，医師が便秘症のために処方したモサプリドを胃の薬，自分には必要のない薬と認識しているようで

表1　慢性便秘症の保存的治療と，そのエビデンスレベル・推奨度

慢性便秘症の保存的治療			推奨度	エビデンス
生活習慣の改善（食事，運動，飲酒，睡眠など）			2	C
内服薬による治療	プロバイオティクス	—	2	C
	膨張性下剤	カルボキシメチルセルロース，ポリカルボフィルカルシウム　など	2	C
	浸透圧下剤　塩類下剤	酸化マグネシウム，クエン酸マグネシウム，水酸化マグネシウム，硫酸マグネシウム　など	1	A
	浸透圧下剤　糖類下剤	ラクツロース，D-ソルビトール，ラクチトール		
	浸透圧下剤　浸潤性下剤	ジオクチルソジウムスルホサクシネート		
	刺激性下剤　アントラキノン系	センノシド，センナ，アロエなど	2	B
	刺激性下剤　ジフェニール系	ビサコジル，ピコスルファートナトリウム　など		
	上皮機能変容薬　クロライドチャネルアクチベーター	ルビプロストン	1	A
	上皮機能変容薬　グアニル酸シクラーゼC受容体アゴニスト	リナクロチド		
	消化管運動賦活薬　5-HT4受容体刺激薬	モサプリド	2	A
	漢方薬	大黄甘草湯，麻子仁丸，大建中湯　など	2	C
バイオフィードバック療法（機能性便排出障害に対して）			2	A
外用剤による治療	坐剤	炭酸水素ナトリウム坐剤，ビサコジル坐剤　など	2	C
	浣腸	グリセリン浣腸，微温湯浣腸，石鹸浣腸　など		
摘便（直腸下部に貯留した便を自力で排出できない場合，徒手的に便を排出）			2	C
逆行性洗腸法（経肛門的に500〜1,000mLの微温湯で洗腸して直腸・左側結腸の便を排泄）			2	C

〔「日本消化器病学会関連研究会慢性便秘の診断・治療研究会・編：慢性便秘症診療ガイドライン2017. 南江堂，p58, 2017」より許諾を得て改変し転載〕

す。これがDさんのモサプリドの薬識なのでしょう。

　ここまでは，まだ僕の予想です。つまり，Dさんのモサプリドの薬識に問題がある，という僕の仮のAなのです。そこで，この仮のAを確定させるための情報（O）を集めていきます。医師の処方傾向や過去の薬歴記載により，モサプリドは酸化マグネシウムと同様，便秘症に対して処方されたものであることがわかりました。また，患者インタビューで情報を集めていきます（図1）。仮のAを確定させるための所見，これがOでしたね。

　Dさんはモサプリドを胃の薬と認識しているために服用していませんでしたし，そのことを医師に伝えていませんでした。そしてその原因は，当薬局の薬剤情報提供書の不備にある，というショッキングなものでした。ともあれ，モサプリドの薬識に問題があるという仮のAは確定に至り，この日の服薬指導は図2のように定まったのでした。

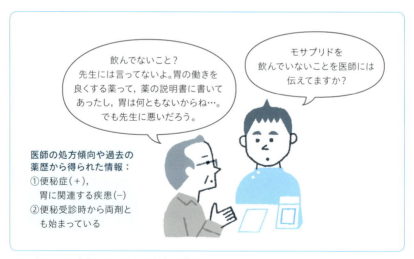

図1　仮のAを確定させるために情報を集める

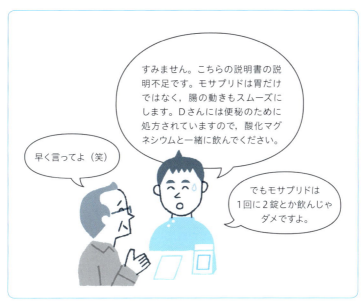

図2 確定したAに基づいて行った服薬指導P

そして、以上の流れをSOAP形式で薬歴に記載すると次のようになりました。

モサプリドが便秘にも効果があることを理解してもらう
S 胃は何ともないから、モサプリドは飲んでいない
O 便秘には酸化マグネシウムのみを調整して対応
医師には伝えていない
モサプリドを服用していない原因は薬剤情報提供書にあり、
胃の薬と認識している
A モサプリドの間違った薬識を修正する
P 薬剤情報提供書の不備を謝罪
モサプリドは胃だけでなく、腸の動きもスムーズにします
便秘のために処方されているので、酸化マグネシウムと一緒に
モサプリドは1回1錠のみです
R 早く言ってよ（笑）
次回、モサプリドの服用状況ならびに薬識をチェック

Ｄさんの「早く言ってよ（笑）」には救われました。この症例を踏まえて，すぐにモサプリドの薬剤情報提供書を「胃や腸の動きをスムーズにする薬です」に訂正し，再発防止を図ることにしました。

2 患者の薬識は揺らいでいる

さて，このように薬識は立派なＯでした。そして，処方内容に変更がなくても薬識に変化がないとは言い切れません。いや，それはむしろ揺らいでいると考えたほうがいいかもしれません。なぜなら，薬識というものは患者の心のなかにあるものだからです。

実際，Ｄさんの服薬状況は良好でした。初回服薬指導においても，モサプリドは腸の動きを良くしてくれる便秘症の薬であることをちゃんと説明しています。それではいったいいつから，モサプリドを「胃の薬」と認識するようになったのでしょう。多分それは，しばらく経って，何気なく，本当に何とはなしに薬剤情報提供書の効能・効果の項を目にしたときからかもしれません。たったこれだけのことかもしれません。

その構造は，何年も飲んでいる薬で痒みを訴えてくる患者の言い分が「薬の説明書に痒みが出るって書いてあった」と同じかもしれませんね。

▶ 日本全国の薬識が揺らいだ日

このように薬識はいとも簡単に揺らぎます。当薬局の薬剤情報提供書の不備に対する影響は，僕の薬局を利用する患者だけで，とても限定的なものでした。しかし，これがメディアによるものだったらどうでしょう。そう，テレビや週刊誌による影響は甚大です。ある大手週刊誌による「飲み続けてはいけない薬リスト」（図3）を覚えていますか？　これを目にした日本全国の患者の薬識はかなり揺らいだはずです。

飲み続けてはいけない薬リスト ①

病名・症状	薬名	飲み続けないほうがいい理由
脳卒中	プラビックス	脳梗塞や心筋梗塞の再発防止に使われる生活習慣病薬の代表選手だが「実は脳梗塞の予防効果がはっきりしてない。薬価が高いだけ無駄な医療費がかかっている」（岡田氏）
高血圧①（ARB）	ブロプレス オルメテック ミカルディス ディオバン アジルバ イルベタン	アンジオテンシンⅡ受容体拮抗薬（ARB）と呼ばれる降圧剤はいずれも大手製薬会社の稼ぎ頭。しかし「研究不正や利益相反の問題のあったディオバン事件に象徴されるように、その効果がこれまで使われていた安価な薬より特別優れているかどうかは疑問符がつく」（岡田氏）。「手っ取り早く血圧を下げたいのであれば、まずは薬価の安いカルシウム拮抗剤を飲んだほうがいい」（佐藤氏）
高血圧②（ARB＋利尿薬）	ミコンビ プレミネント コディオ	「利尿作用が効きすぎて脱水状態になれば急に腎臓が傷害されることがある。また食事をとらずに水分のみ摂取していると低ナトリウム血症を起こし、意識障害・痙攣などの危険がある」（東京高輪病院院長・木村健二郎氏）
高脂血症・高コレステロール血症	クレストール リピトール リバロ メバロチン リポバス	「コレステロール値が220を超えると薬を出す医者がいるが、男性は254、女性なら273からで充分」（田辺氏）。「スタチン系の薬を飲んでいる高齢者は、善玉コレステロールまで減って、床ずれがひどくなるケースがある」（かもめメディカルケアセンター施設長・藤井昭夫氏）。「クレストールは腎不全になる可能性もある」（佐藤氏）
糖尿病	ジャヌビア エクア アクトス	「何としても血糖値を下げようとして、何種類も糖尿病薬を飲むのは危険。厳格な血糖値コントロールは死亡率を高める可能性も」（深井氏）「心臓に問題がある人がアクトスを服用すると心不全になる可能性がある」（佐藤氏）
認知症	アリセプト メマリー	アリセプトは患者が暴力的になるケースがある。「メマリーは半年くらいの間なら認知機能の低下を遅らせる効果があるが、長期的な使用による効果は否定的」（岡田氏）
うつ病・統合失調症	ジプレキサ パキシル セロクエル デプロメール ルボックス	ジプレキサは抗精神病薬としては売り上げトップ（599億円、2014年度）だが、糖尿病のある人、またはそのリスクの高い人は使用できない。また高用量を使うと「手の震えやこわばり、立ちくらみといった副作用もある」（藤井氏）。パキシルなどSSRI系の抗うつ剤は脳内物質のセロトニンを増やす薬で、服用には十分注意が必要だ。
不眠症	ジアゼパム エチゾラム ハルシオン マイスリー	「よく使われるジアゼパムは、服用した翌日に歩行不調になり、転倒する危険性がある。また習慣性があり、一度使うとやめられなくなる。夜に暴れる譫妄状態になることもあるので注意」（藤井氏）。エチゾラムやマイスリーも同様で、「朝まで効果が残るため、ボーッとして転倒してしまうことがある。使い方が非常に難しい薬です」（上氏）

図3　飲み続けてはいけない薬リスト
〔医者に出されても飲み続けてはいけない薬.週刊現代,58(20),2016より〕

　50代男性のEさん。遺伝的にLDL-コレステロールが高くてクレストール®（ロスバスタチン）錠5mgの服薬を続けています。2016年6月某日，Eさんは週刊誌を握りしめて，医師にではなく，まず薬局の薬剤師に相談に来てくれたのでした（図4）。

　この症例は，まだはっきりと間違いを指摘できただけに対応しやすいものでした。この日の薬歴は次のように記録されていました。

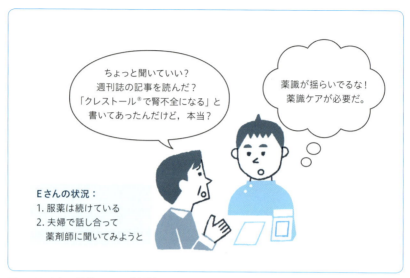

図4 2016年6月某日，50代男性のEさんが来局

> # クレストール®の薬識を是正する
> S 「クレストール®で腎不全になる」と書いてあったんだけど，本当？
> O 週刊誌の記事で不安になっているが，服薬は続けている
> A クレストール®の薬識ケアが必要！
> P 逆です。クレストール®が腎臓を悪くするのではなく，腎臓の悪い人がクレストール®を服用すると悪化や副作用のおそれがあるんです。その程度の信憑性です
> R 聞いてよかった（笑）
>   クレストール®の服用状況をチェック

　Eさんのように，自分から相談してくれるケースはまだいいのです。このような週刊誌の限定的で，偏った情報によって薬識が大きく変化し，患者が「飲み続けては危ない薬だ」と認識するようになってしまっては，もう来局されないようになってしまうかもしれません。つまり，それを挽回するチャンスすら逸してしまうのです。そのためにも，薬についてはまず薬剤

師や医師に相談するべきであって，専門家の編集していない情報というものは間違いや誤解が多くてみんな迷惑しているんだ，ということを浸透させていかなくてはなりません。このような週刊誌による本当に迷惑な出来事も，そういった患者教育への機会ととらえ，薬剤師が積極的にアプローチしていく必要があります。

▶ 誤った薬識は随時訂正し，理想に近づける

　投薬時に患者の非言語情報からいつもと様子が違うという情報を掴んだとき，患者の薬識も視野に入れて応対しましょう。慢性疾患患者の薬は，変化が少なくて当然です。しかし，薬自体は同じであっても，その薬識がずっと同じであることのほうがはるかに少ない。それは，友人やメディアによる情報が原因だったりすることが多いのは，皆さんも経験されていることでしょう。そういった薬識は随時訂正し，理想の薬識に近づけていく必要があります。服薬を続けている限り，この作業には終わりがありません。

　つまり，薬識という概念を理解していない薬剤師には，薬剤師としてやるべきことがみえていないことになるわけです。だから，「Do処方なので薬歴に書くことがありません」という残念なことになっていたのです。

Column② 薬歴は自由に書いていい？

「SOAPにこだわる必要はない。患者のためになる記録であれば何でもよい わけだし，自由に書いて構わないのではないだろうか」と，こんな意見を耳 にした。確かに，薬歴とは患者のためのものであって，SOAPにこだわる必 要はない。そこは否定しない。しかし，僕は「自由に書いて構わない」とい う箇所にはひっかかりを感じてしまう。いや，正確には「自由」という単語 に，概念に違和感を覚えずにはいられないのかもしれない。

> "現在は「自由主義」のように，「自由」は基本的にプラスの価値を持つ言 葉と考えられています。それでもなお，勝手気儘というマイナスの語感が つきまとっており，「自由主義」が否定的な文脈で使われる場合も少なく ないことは事実です。これは日本社会の中での「自由」の語の本来持って いた意味がいまも生きつづけているからにほかなりませんが，「自由」が非 常に基本的な言葉であるだけに，日本の社会の中で意味を十分認識した上 で，使う必要があると思います"
> ── 網野善彦：歴史を考えるヒント. 新潮文庫, p199, 2012 より

抽象的な言葉を用いるとき，言葉の吟味が足りないと，双方の間で同じ言 葉であっても使っている意味に違いがあるかもしれない。"患者のため"が本 当にそうであることもあれば，それは方便に過ぎず，易きに流れているだけ， ということもあるのではないだろうか。

それはさておき，僕はこう問いたい。制限なき自由というものは本当にあ るのか，と。「自由」にプラスの語感をもたらすもの，それはfreedomや libertyの訳語としてのそれだろう。対して，マイナスの語感はselfishの訳語 としてのものだが，果たして「思いどおりに」，「好きなように」というのは 本当の自由を意味するのだろうか。

> "「思いどおりに」「好きなように」というのは自由の見かけをもっているが，じつは自由の反対物，つまりは「欲望」への隷属ではないかと問う。おのれのなかの制御不能な「欲望」に動機づけられて行動が決定されるとき，行動はまさにこの制御不能な「欲望」という必然に縛られている。「思いどおりに」「好きなように」というのは，それじたいが束縛の一つの形態である"
>
> ── 鷲田清一：〈ひと〉の現象学. 筑摩書房, p146, 2013 より

感情に支配される人間には，本当の自由はありえないわけだ。そして，僕らが自由を感じるとき，そこには必ず何らかの制限が伴う。制限なき自由などない。制限が，ルールが，枠組みが，型が，そういったものがあるがゆえに，僕らはそのなかで本当の意味で自由になれる。僕らの能力を存分に発揮できるようになれると思うのだ。

だからといって，薬歴のすべてを SOAP 形式で記載しなければならない，というつもりは毛頭ない。どっちなんだと言われそうだが，何だってそういうもので白黒はっきりはしないのが普通だと思うのだが…

それはさておき，SOAP とは，平たくいえば問題解析の手法であって，解析すべき問題（テーマ）がないときにまで SOAP で記載する必要がないわけだ。結局のところ，SOAP 形式で記載したほうがいい内容なのかそうでないかは，SOAP を理解している人にはわかる，そういうものなのだ。

memo

chap. 3
薬歴は薬学を通して患者を理解するためのツールである

　薬剤師によるSOAPのA，アセスメントには，当然ながら薬学的なアセスメントがされていなければなりません（医師は医学的な，看護師は看護学的な…）。つまり，僕らは薬学を通して患者を理解する必要があるというわけです。その視点の多くは医師とは異なります。いや，異なるべきであって，そうであるからこそ薬剤師不要論が払拭できるのです。

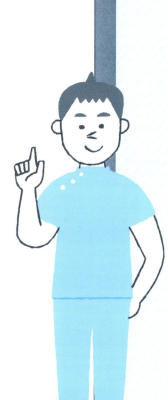

薬歴は薬学を通して患者を理解するためのツールである

1 医師と違う視点を常にもつ

「保険薬局は二度手間だ」という批判をよく見聞きしますが，その原因の一つにSOAP形式の薬歴記載がある，といった意見を聞いたときにはたいへん驚きました。つまり，SOAPとは問題解析をする手法なのだから，保険薬局が病院やクリニックと同じことを確認することになってしまっている，と。これは果たして本当でしょうか。

▶ 薬剤師が重視する視点は副作用

医師は血圧を測定し，降圧薬の服用が必要と判断して処方箋を発行する。処方箋を受け取った薬剤師は，患者から血圧の値を聞き出し，降圧薬の服薬に問題がないことを確認して投薬する。だから二度手間なのだ，と。そんなはずがないじゃないですか。そうなってしまうのは，明らかに薬剤師としての視点をもてていないことに起因しています。

どんな薬にも，目的とする作用（主作用）と好ましくない作用（副作用）が存在します。副作用のない薬なんて存在しません。だから，薬剤師は医師と協働できるのです。つまり，視点の違いです。医師は主に主作用をターゲットにし，薬剤師は副作用に重きを置くのです。副作用をターゲットにすることで僕らは医師と連携できるし，薬剤師の仕事がなくなることはないわけです（図1）。

もしかすると，処方箋に患者の病名記載がないことも同じ理由に起因するのかもしれません。患者の状態と薬そのものをみて，その処方が妥当か

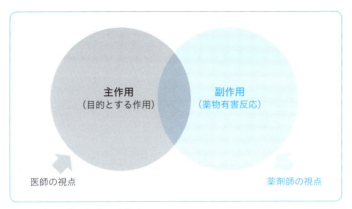

図1 医師と違う視点で連携する

どうかを考えるため,つまり医師と違う視点を作り出しやすくするための工夫ではないのか,と。そもそも医薬分業は,薬のダブルチェックではありません。医師と薬剤師という,立場や方法を変えて薬をみるクロスチェックなのです。僕なんかは処方箋に病名はなくていいと考えています。ないからこそ,常に処方を疑うことができるし,疑義照会の余地もあると思うのです。とはいえ,この病名記載の問題は,電子化による患者情報の一元化が進んでいくなかで解消されていくでしょうから,そういった環境になっても薬剤師は常に医師と違う視点を有しておかなければならないことを忘れないようにしたいところです。

▶ 副作用のモニタリングピリオドを意識

さて,薬剤師の視点です。このときの大事な考え方の一つが,菅野彊先生(株式会社どんぐり工房 顧問)が考案された「副作用機序別分類」です(**表1**)。

この理論をマスターすると同時に,僕は新たな概念を手に入れました。それは,"モニタリングピリオド(薬の副作用の監視期間)"です。その副作用は,いつ・どのような状況で起きやすいのか。また,いつまで注意する

表1　副作用機序別分類

	薬理作用	薬物毒性 （または臓器毒性）	薬物過敏症 （アレルギー性）
機序	• 薬理作用の過剰発現 • 期待される薬理作用以外の薬理作用の発現 • 薬理作用がなくなったことで発現（離脱症候群）	• 発がん性，催奇形性（妊娠後期の胎児毒性は「薬理作用」も関与） • 薬理作用とは関係しない薬の負荷による臓器毒性*	• 2回目以降の投与により生じるアレルギー（抗原抗体反応） • 特異体質により初回から現れる過敏な症状
頻度	最も高い	高い	非常に低い
用量依存性	依存する	依存する	依存しない
発現までの期間	短い	ある程度の時間を必要とする。高用量で短縮	短い。6カ月を超えることはまれ
検査値	速やかに変化する	徐々に変化する	急激に変化する
再現性	再投与で再現するが，調整可能	再投与で再現するが，ある程度の時間が必要。調整可能	速やかに再現する。再投与のたびに再現までの時間は短縮する
リスク	腎機能障害，肝機能障害，心不全，脱水など	腎機能障害，肝機能障害，心不全，脱水など	薬剤アレルギー歴，食物アレルギー，間欠投与
チェック法	症状のチェック	• 定期的な症状のチェック • 定期的な検査	• 過去のアレルギー歴のチェック • 初期症状のチェック
対処法	• 減量，他剤への変更 • 対症療法	• 減量，休薬・中止 • 他剤への変更	中止

＊：例えば，肝毒性，腎毒性，中枢神経系毒性，消化管毒性，筋毒性，血液毒性など
〔どんぐり工房・編：薬剤師のためのクスリの基礎講座．アドバンスクリエイト，2006より改変〕

必要があるのか。こういったことを理解しておくと，時系列に記録していく薬歴が活きてくるのです（じつは，僕の薬局にSOAP形式の薬歴を導入したきっかけは，薬歴上で薬の副作用に関するモニタリングピリオドを意識するためでした）。

1 ─ メルカゾール® による無顆粒球症のモニタリングピリオドは？

　例えば，メルカゾール®（チアマゾール）を投薬する場面を考えてみましょう。メルカゾール®の商品には「メルカゾール錠を服用される患者さんへ」という患者指導箋が同封されています（**図2 A**）。これは，メルカゾール®に

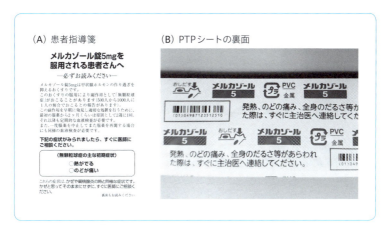

図2 メルカゾール®の無顆粒球症対策

よる無顆粒球症の早期発見，重症化防止のための資材です。同様の対策は，メルカゾール®のPTPシートの裏面にも印刷されています（**図2B**）。

では，この指導箋はいつまで有効なのでしょうか。メルカゾール®による無顆粒球症はアレルギー性の副作用で，特に注意すべき期間は服用開始から2カ月，そして6カ月以内は可能性があると考えておくべきで，その辺りがこの指導箋の有効期間，つまりメルカゾール®による無顆粒球症のモニタリングピリオドとなるわけです。実際の薬歴の例を次に示します（#）。

> **# メルカゾール®による無顆粒球症をモニタリングする**
> **S** 今日の採血も異常なしで，「もう2週間に1回の採血は終了」って言われました
> **O** メルカゾール®を服用し始めて2カ月（3/1〜5/1）
> **A** メルカゾール®による無顆粒球症の特に注意すべき期間は経過したが，6カ月間はモニタリングを続けよう
> **P** あと4カ月くらいは，発熱や喉の痛みなどが生じた際には受診して採血を
> メルカゾール®による無顆粒球症のモニタリングピリオド9/1まで

3 薬学を通して患者を理解する

2 ─ 副作用機序別分類はあくまでも理論

ただし，副作用機序別分類はあくまでも理論ですので，実際のデータを確認しておく必要があります。メルカゾール®の安全性情報をみると，先の薬歴の判断は問題ないようです(図3)。

では，メルカゾール®をもう何年も飲んでいる患者がPTPシートの裏面に記載されている文言を読んで，「熱はないけど，喉が痛くて，だるいんだけど，薬のせいなの？」と尋ねてきたとしましょう。薬は関係ない，つまり副作用ではないことはもうおわかりですね。まず，服用期間です。もう何年もメルカゾール®を続けて服用しているのなら，メルカゾール®による無顆粒球症のモニタリングピリオドは終了しています。次に，無顆粒球症の初期症状として"発熱"は必発だからです。

繰り返しますが，副作用機序別分類はあくまでも理論ですし，もちろん

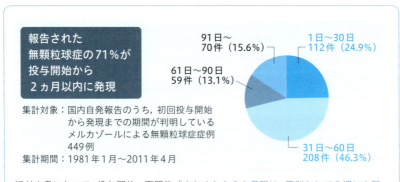

図3　メルカゾール®の投与開始から無顆粒球症発現までの期間
〔医薬品医療機器総合機構：メルカゾール 安全性情報；無顆粒球症について
(https://www.pmda.go.jp/files/000145558.pdf) より〕

例外もあります。例えば，副作用機序別分類でいうところのアレルギー性の肝障害は，『重篤副作用疾患別対応マニュアル』(**図4**)に従ったほうがわ

　薬物性肝障害は現在「中毒性」と「特異体質性」に分類されている。前者は薬物自体またはその代謝産物が肝毒性を持ち，用量依存的に肝障害が全てのヒトに発生・悪化するものを指し，動物実験にて再現可能である。抗がん剤の一部，アセトアミノフェンなどのほか，臨床には用いられないパラコート（除草薬），四塩化炭素，キノコ毒などが起因物質として知られている。一方，後者は予測不可能で，動物実験での再現ができず，大部分の症例が含まれる。これは現在さらに「アレルギー性特異体質」によるものと「代謝性特異体質」によるものとに分類される。「アレルギー性特異体質」による肝障害では，薬物またはその反応性中間代謝物がハプテンとなり，肝細胞の種々の構成成分と結合して抗原性を獲得してアレルギー反応が起きる。非常に多くの薬物がこの範疇に入り，多くは薬物服用後1〜8週間で発症する。　（中略）　一方，「代謝性特異体質」による肝障害は代謝酵素活性の特殊な個人差に起因して，1週（特に8週以降）〜1年ないしそれ以上のかなり長期の薬物服用後に肝障害を発現する。発熱，好酸球増多などのアレルギー症状を欠いており，偶然の再投与でも肝障害再発現までに日時を要することがある。長期の投与の間に代謝異常を惹起し肝障害作用を持つ中間代謝物の蓄積を来す場合，また薬物による軽度肝障害への適切な修復・再生反応が起こらなくなった場合などが疑われている。代表的な起因薬物としては，イソニアジドや販売中止となった糖尿病治療薬のトログリタゾンなどが含まれる（表）。ただし，同一薬物でも，アレルギー性特異体質によると考えられる症状・検査異常を認める場合と代謝性特異体質によると考えられる場合があり，また両方の機序での発症もあり得るので，注意を要する。"

表　代謝性特異体質により肝障害を起こすと考えられる薬物

アカルボース，アミオダロン，イソニアジド，イトラコナゾール，経口避妊薬，ザフィルルカスト，ジクロフェナクナトリウム，ジスルフィラム，タモキシフェン，蛋白同化ステロイド，ダントロレンナトリウム，テガフール・ウラシル，塩酸テルビナフィン，トログリタゾン*，バルプロ酸ナトリウム，塩酸ヒドララジン，フルコナゾール，フルタミド，ペモリン，塩酸ラベタロール

＊：販売中止
　　上記薬物による肝障害はアレルギー性機序で起こる場合もあることに留意する。

図4　重篤副作用疾患別対応マニュアルの薬物性肝障害
〔厚生労働省：重篤副作用疾患別対応マニュアル；薬物性肝障害.2008より〕

かりやすい副作用の一つです．

また図4に記載はないものの，6カ月以降も重篤な肝障害を引き起こす汎用薬として有名なものにベンズブロマロンがあります．投与開始〜6カ月ま

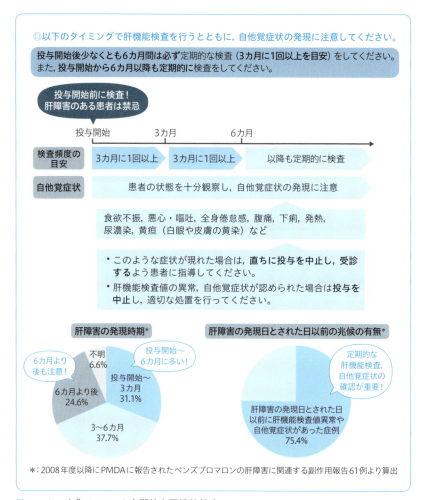

図5 ベンズブロマロンの定期的な肝機能検査
〔医薬品医療機器総合機構：PMDAからの医薬品適正使用のお願い；痛風・高尿酸血症治療薬ベンズブロマロンの定期的な肝機能検査の実施・自他覚症状の確認について．2011 (https://www.pmda.go.jp/files/000143908.pdf) より〕

でに多いものの，6カ月以降も起こっており（**図5**），ベンズブロマロンの適正使用に関するお願いなどで「投与開始後少なくとも6カ月間は必ず定期的な検査（3カ月に1回以上を目安）をしてください。また，投与開始から6カ月以降も定期的に検査をしてください」とたびたびアナウンスされています。

余談ですが，僕は製薬企業のMR時代，図4にあるトログリタゾン（現在，販売中止）を販売していました。肝機能検査をしない医師には使わせない，そんな営業を会社をあげて取り組んでいました。良い経験です。薬にポテンシャル以上のものを求めてはならない。そういう教訓だと思っています。

▶ 副作用を判別し，早期発見，早期対応に寄与

さて，こういった知識は副作用の判別にも寄与することになります。

ところで，副作用の"鑑別"は誰が行うのでしょうか。それは医師です。薬剤師にはできません。しかし，鑑別はできなくても"判別"はできます。つまり，副作用を断定することはできませんが，可能性を示唆することはできるわけです。この判別にあたり，モニタリングピリオドに関する知識が役立つのです。

副作用の判別ができないようでは副作用の早期発見，早期対応の担い手にはなれませんし，それは医師だけでなく，薬剤師にも期待されている役割なのです。

薬歴は薬学を通して患者を理解するためのツールである

2 併用注意は薬剤師の考えを伴って投薬される

　ベンゾジアゼピン系の睡眠薬を新たに処方しにくくなっている現在，新しい作用機序であるオレキシン受容体拮抗薬ベルソムラ®（スボレキサント）の処方量が全国的に増えているそうです。そこで問題となるのが，汎用薬であるクラリスロマイシンとベルソムラ®の飲み合わせ。強力なチトクロムP450（CYP）3A4阻害薬のクラリスロマイシンと，影響を受けやすいCYP3A4の基質薬であるベルソムラ®は併用禁忌ですので，これは医師へ疑義照会をしやすい例だと思います（表1）。だって併用禁忌なのですから。

表1　ベルソムラ®の併用禁忌

- 薬剤名など
　CYP3Aを強く阻害する薬剤：イトラコナゾール（イトリゾール®），クラリスロマイシン（クラリシッド®），リトナビル（ノービア®），サキナビル（インビラーゼ®），ネルフィナビル（ビラセプト®），インジナビル（クリキシバン®），テラプレビル（テラビック®），ボリコナゾール（ブイフェンド®）

- 臨床症状・措置方法
　本剤の作用を著しく増強させるおそれがあるため，併用しないこと。

- 機序・危険因子
　スボレキサントの代謝酵素であるCYP3Aを強く阻害し，スボレキサントの血漿中濃度を顕著に上昇させる。

- 外国人の健康成人を対象とした本剤（4mg 単回）とスボレキサントの代謝酵素であるCYP3Aを強く阻害するケトコナゾール（400mg 1日1回経口反復）との薬物相互作用の成績で，スボレキサントのCmaxの上昇はわずかであったものの（23％上昇），AUCは顕著に上昇した（179 %上昇）。本剤の作用を著しく増強させるおそれがあるため，設定した。本剤とCYP3Aを強く阻害する薬剤を併用しないこと。
　　　〔MSD株式会社：ベルソムラ，インタビューフォーム（2016年11月改訂，第6版）より〕

▶ 併用禁忌はダメだけど併用注意は大丈夫？

CASE

50歳男性のFさん	
Rp1 ベルソムラ®錠20mg	1回1錠（1日1錠）
1日1回　就寝前	14日分

他科受診：消化器内科
併用薬：ボノサップ®パック　　　1回0.5シート（1日1シート）
　　　　1日2回　朝・夕食後　　7日分

　さて，ある薬剤師は，この併用禁忌の組み合わせを「ピロリ菌除菌中でクラリスロマイシンの投与が避けられない患者」であることを伝え，ただ「禁忌です」と伝えました。そして，医師からの回答は「じゃあ，ブロチゾラムに変更してください」というものでした（疑義照会1，#1）。

> **疑義照会1**
> **内容**：ボノサップ®（ボノプラザン・アモキシシリン・クラリスロマイシン）を服用中。クラリスロマイシンとベルソムラ®は併用禁忌。
> **回答**：ベルソムラ®錠20mg 1錠
> 　　　➡ ブロチゾラム錠0.25mg 1錠

#1 「クラリスロマイシン＋ブロチゾラム→持ち越し効果」に注意する

S 眠れないので，相談したら「クセにならない薬を出しておきましょう」って

O 消化器内科よりボノサップ®の処方あり（服用2日目）
疑義照会にてベルソムラ®→ブロチゾラムに変更

A ブロチゾラムとは併用注意なので，持ち越し効果に注意しておこう

P 除菌の薬との飲み合わせで，睡眠薬が効きすぎる可能性あり
翌朝起きられない，ふらつき→減量・中止を
その他，就寝直前服用やアルコールなどブロチゾラム初回指導
睡眠状況，持ち越し効果などをチェック

3
薬学を通して患者を理解する

疑義照会をして，クラリスロマイシンとベルソムラ®の併用禁忌が回避され，クラリスロマイシンとブロチゾラムの併用注意に対する服薬指導が行われています。一見，よくできた薬歴です。でも，本当にそうでしょうか。クラリスロマイシンとブロチゾラムは併用注意です。併用禁忌が併用注意になって，それこそ「注意して出しておけばOK」なんて思っていたら，その仕事はなかったほうがよかったかもしれません。

1 ─ 禁忌と注意は，簡単には割り切れない

クラリスロマイシンとブロチゾラムの相互作用に関するデータは添付文書にもインタビューフォームにもありませんが，PISCS (pharmacokinetic interaction significance classification system) [a] の予測によると，クラリスロマイシンとブロチゾラムの組み合わせで予想されるAUC（血中濃度－時間曲線下面積）の上昇比は，なんと4倍にもなります（表2）。これはクラリスロマイシンとトリアゾラムの5.1倍とならんで，ともに添付文書では併用注意とされているものの，併用禁忌に相当すると注意を促されています。これらのリスクと，クラリスロマイシンとベルソムラ®の併用禁忌のリスク，どちらがより危ないでしょうか。

例えば，ロゼレム®（ラメルテオン）とフルボキサミンの併用禁忌（表3）。ロゼレム®はCYP1A2の影響を受けやすい基質薬で，フルボキサミンは強力なCYP1A2の阻害薬。この組み合わせによりロゼレム®のAUCはなんと80倍にもなってしまうのですが，その結果引き起こされる有害事象は，クラリスロマイシンとトリアゾラムあるいはブロチゾラムとの組み合わせの結果もたらされるものと，どう違うというのでしょう（もしかすると…）。

一方は，単に相互作用試験が行われていないから併用注意で，ベルソム

- - - -

[a] ：PISCSは薬物相互作用による影響の度合いを予測し，リスク評価するための手法。添付文書で不足している情報を補うことができる。

表2　睡眠薬とマクロライド系抗菌薬の相互作用

マクロライド系抗菌薬	睡眠薬					
	トリアゾラム（ハルシオン®）CR（CYP3A4）：0.93		ゾルピデム（マイスリー®）CR（CYP3A4）：0.40（一部CYP2C9）		ゾピクロン（アモバン®）CR（CYP3A4）：0.44	
	添付文書	AUC上昇比	添付文書	AUC上昇比	添付文書	AUC上昇比
クラリスロマイシン（クラリス®）IR（CYP3A4）：0.88	注意	5.1倍	―	（1.5倍）	―	（1.6倍）
エリスロマイシン（エリスロシン®）IR（CYP3A4）：0.82	注意	2.1倍〜3.7倍	―	（1.5倍）	注意	1.8倍
ロキシスロマイシン（ルリッド®）IR（CYP3A4）：0.35	―	（1.5倍）	―	（1.2倍）	―	（1.2倍）
アジスロマイシン（ジスロマック®）IR（CYP3A4）：0.11	―	1.0倍	―	（1.1倍）	―	（1.1倍）

マクロライド系抗菌薬	睡眠薬					
	ブロチゾラム（レンドルミン®）CR（CYP3A4）：0.85		リルマザホン（リスミー®）CR（CYP3A4）：非常に低い		ロルメタゼパム（ロラメット®）CR（CYP3A4）：ほとんどない	
	添付文書	AUC上昇比	添付文書	AUC上昇比	添付文書	AUC上昇比
クラリスロマイシン（クラリス®）IR（CYP3A4）：0.88	―	（4.0倍）	―	（1.3倍）	―	（1.0倍）
エリスロマイシン（エリスロシン®）IR（CYP3A4）：0.82	―	2.5倍	―	（1.3倍）	―	（1.0倍）
ロキシスロマイシン（ルリッド®）IR（CYP3A4）：0.35	―	（1.4倍）	―	（1.1倍）	―	（1.0倍）
アジスロマイシン（ジスロマック®）IR（CYP3A4）：0.11	―	（1.1倍）	―	（1.0倍）	―	（1.0倍）

■ ×（AUC4倍以上）　　■ ！（AUC1.5〜4倍以上）　　□ ▲（AUC1.5倍未満）
CR：基質薬のクリアランスへの寄与率　　IR：阻害薬の阻害率
「－」は添付文書に記載なし。「AUC上昇比」欄のカッコ内は予測値。
〔大野能之，他・編：これからの薬物相互作用マネジメント臨床を変えるPISCSの基本と実践．
じほう，2014より〕

表3　ロゼレム®の併用禁忌

- 薬剤名など
  フルボキサミン（ルボックス®，デプロメール®）

- 臨床症状・措置方法
  本剤の最高血中濃度，AUCが顕著に上昇するとの報告があり，併用により本剤の作用が強く現れるおそれがある。

- 機序・危険因子
  本剤の主な肝薬物代謝酵素であるCYP1A2を強く阻害する。また，CYP2C9，CYP2C19およびCYP3A4に対する阻害作用の影響も考えられる。

- ラメルテオンとの相互作用を検討した海外の臨床試験の結果において，フルボキサミン併用時には，ラメルテオンの未変化体AUCが非併用時に比較して約8,200％増加している。
  〔武田薬品工業株式会社：ロゼレム，インタビューフォーム（2015年11月改訂，第6版）より〕

ラ®やロゼレム®といった最近の睡眠薬は，AUC上昇により併用禁忌と設定されています。つまり，禁忌だから，注意だから，とは簡単には割り切れないわけです。

2 ─ 代替案を用意する

　さて，疑義照会をするだけなら，禁忌を「禁忌です！」と医師に告げるだけなら誰でも（いま話題のAIでも？）できてしまいますから，せめて代替案を用意しておきたいものです。例えば，ゾルピデムを代替案で提示していたら，先の薬歴はどのように変わっていたでしょうか。ゾルピデムは，PISCSの予測データによるとAUC上昇比1.5倍となっていましたが，こちらはインタビューフォームに参考となるデータがあり，その影響は小さいものであると予想できます（疑義照会2，#2）。

疑義照会2

内容：ボノサップ®を服用中。クラリスロマイシンとベルソムラ®は併用禁忌のため，ゾルピデム錠5mgを提案。
回答：ベルソムラ®錠20mg 1錠 ➡ ゾルピデム錠5mg 1錠

#2 ベルソムラ®からゾルピデム変更による依存傾向への注意

- **S** 眠れないので，相談したら「クセにならない薬を出しておきましょう」って
- **O** 消化器内科よりボノサップ®の処方あり（服用2日目）
疑義照会にてベルソムラ®→ゾルピデムに変更
- **A** 併用禁忌を回避，ゾルピデム錠5mgなら大丈夫だろう。
ただし，医師の処方意図とは異なることへのケアが必要
- **P** 飲み合わせを考慮した結果，クセにならない薬ではなくなったので，生活が改善したら減薬・休薬を考慮すること
その他，就寝直前服用やアルコールなどゾルピデム初回指導
  ゾルピデムの服用状況などをチェック

薬歴の内容が一変しました。#1では併用禁忌を回避したものの，併用注意による持ち越し効果が気になり，その服薬指導に終始してしまっています。対して，#2においては許容可能な飲み合わせの提案が受け入れられたことにより，医師の処方意図にまで視野が広がっています。そうです。患

> **MEMO**
> **ゾルピデムの相互作用に関して，影響が認められない併用薬（外国人データ）**
>
> 健康成人を対象に薬物相互作用試験を実施した。シメチジン（非特異的CYP阻害薬）およびラニチジンは，いずれも本剤の薬物動態および薬力学的作用に影響を与えなかった。イトラコナゾールおよびフルコナゾール（いずれもCYP3A4阻害薬）は，いずれも本剤の薬物動態に影響を与えなかった。本剤はジゴキシンの薬物動態および薬力学的作用に影響を与えなかった。また，本剤はワルファリン（CYP2C9の基質）のプロトロンビン時間に影響を与えなかったことから，ワルファリンの代謝やタンパク結合率に影響しないと考えられた。
> なお，本剤は複数のCYP分子種により代謝されることから，単一の分子種により代謝される薬物に比べて相互作用を受けがたいと考えられるが，可能なすべての組み合わせについて検討されているわけではない。

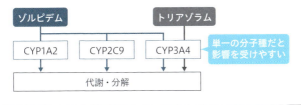

〔アステラス製薬株式会社：マイスリー，インタビューフォーム（2017年3月改訂，第29版）／児島悠史：薬局ですぐに役立つ薬の比較と使い分け100，羊土社，2017より一部改変〕

者は「クセにならない薬」を出してもらったはずなのです。ブロチゾラム（ベンゾジアゼピン系薬剤）でもゾルピデム（非ベンゾジアゼピン系薬剤）でも，GABA$_A$受容体作動薬なのですから，クセにならないとはとても言えません。#2では，ゾルピデムの初回指導のみならず，その点にまで言及が及んでいます。この助言で患者は安易に睡眠薬を継続しなくなるかもしれません。

　僕はいままで併用禁忌の組み合わせを疑義照会して，医師から「そのまま出してください」という回答をもらったことがないので，併用禁忌を投薬した経験がありません。でも，併用禁忌という組み合わせを投薬しないといけないとしたら，それを投薬した，投薬に至った根拠が記されていないといけません。そして，これは併用注意でも当てはまります。これまでみてきたとおり，併用注意でもリスクのあるものはたくさんあるのですから。

　例えば，睡眠薬はピロリ菌の除菌が済んでから服用すると患者が約束してくれるなら，これはもう組み合わせという点においてはベルソムラ®でもブロチゾラムでもいいわけで，投薬する十分な根拠になるわけです。もしくは，除菌中はブロチゾラムを1/4で服用するという方法もあるでしょう。つまり，併用注意を投薬する際は必ず薬剤師の考えが伴って投薬されているはずですし，そしてそれは薬歴に残しておくべき情報なのです。

▶ 疑義照会はどこに書く？

　さて，ここでもう一つ別の話題に触れたいと思います。それは，疑義照会をどこに書くべきなのか，というテーマです。疑義照会も薬剤師のしたことなのですから，定義からいえば，それはPに書くべきなのではないでしょうか。ところが，#1，#2ともに疑義照会の内容については別枠に書かれ，その結果のみをOに記しています。疑義照会の結果は，患者が飲む薬（処方薬）なのですから，確かにOでも問題ないようにも思えます。

ということで，#2の例で疑義照会をPにして，書き直してみましょう（#3〜4）。

＃3　併用禁忌を回避するため，ベルソムラ®→ゾルピデムへ変更

S 眠れないので相談した。

O 消化器科よりボノサップ®の処方あり（服用2日目）

A クラリスロマイシンとベルソムラ®は併用禁忌のため回避する必要がある
　ゾルピデム錠5mgなら大丈夫だろう

P 疑義照会を行い，ベルソムラ®→ゾルピデム錠5mgとなる
　就寝直前服用やアルコールなどゾルピデム初回指導

＃4　ベルソムラ®からゾルピデム変更による依存傾向への注意

S 「クセにならない薬を出しておきましょう」って

O 併用禁忌の回避のため，ベルソムラ®→ゾルピデム

A 医師の処方意図とは異なることへのケアが必要

P 飲み合わせを考慮した結果，クセにならない薬ではなくなったので，生活が改善したら減薬・休薬を考慮すること

このように，書き直すと#3と#4の2つになってしまいました。併用禁忌を回避することと睡眠薬の依存は別のテーマなので，当然といえば当然です。#3は疑義照会2の内容を示しているともいえます。

#3と#4，どちらも薬剤師の大事な仕事ではありますし，どちらの内容も薬歴に残しておくべき内容であることは間違いありません。しかし，毎回，いくつもSOAP形式の薬歴を書くのはたいへんです。また次回投薬時のフォローにおいて，どちらがより重要なテーマでしょうか。そう考えると，僕は「疑義照会2と#2」という書き方をしていますが，疑義照会をOにするべきかPにするべきかと問われれば，どちらでも構わないと思いますし，次回投薬時の重要度に応じてケース・バイ・ケースでいいのではないでしょうか。

薬歴は薬学を通して患者を理解するためのツールである

3 患者の個人データを薬歴に落とし込む

▶ 薬学的知識をどう活かすのか

僕はあるとき悩んでいました。非ステロイド性消炎鎮痛薬（NSAIDs）によって血圧が上昇することがある，この一般的な注意事項をどのように服薬指導に活かしていけばいいのかと。それは，患者（65歳男性のGさん）とこんなやり取りを経験してからでした。

CASE

65歳男性のGさん

| Rp1 | カンデサルタン錠8mg | 1回1錠（1日1錠） |
| | 1日1回　朝食後 | 42日分 |

・お薬手帳

日付	連絡内容	
○月△日	・整形外科	
	エトドラク錠200mg	1回1錠（1日2錠）
	1日2回　朝・夕食後	28日分

僕の薬局でカンデサルタンを投薬されているGさんが「最近，血圧が高いんだよね〜」と来局され，お薬手帳を確認すると最近，肋骨を折ってから痛み止めをずっと服用しているとのことでした。そこで，エトドラクを飲み始めた時期と血圧が高くなった時期がリンクしていないかを確認してみると，「痛み止めで血圧が上がることってあるの？」と驚きながらも，「確かに」となった事例です（#）。

84

エトドラクにより血圧が上昇している可能性がある

S 痛み止めで血圧が上がることってあるの？
いつもは120/80mmHgくらいだったのに，痛み止めを飲み始めて140〜150/90〜95mmHgになって

O 整形外科より，エトドラク錠200mg 1回1錠 1日2回 28日分処方
浮腫や尿量減少などなし，痛みがあまりないために飲み忘れもある

A NSAIDsによる血圧上昇ならびにカンデサルタンの効果減弱
さらに服用状況によって，血圧変動を大きくしているのだろう

P 痛み止めは水分を貯めこむ作用があるので，血圧↑となることがある
そもそも痛みがないのであれば，痛み止めを減量もしくは中止して様子をみては？
NSAIDsの服用状況と血圧をチェック

　NSAIDsが血圧に影響する理由については薬理学的に簡単に説明できるし，ARB（アンジオテンシンII受容体拮抗薬）の効果減弱につながることも同様に理解できます（**表1**）。しかし，これらの知識を医療現場で，投薬の場面でどのように活かせばいいのでしょうか。

表1　NSAIDsによる血圧上昇とARBの効果減弱

エトドラクの慎重投与

- **高血圧症のある患者**
プロスタグランジン生合成阻害作用に基づくNa・水分貯留傾向があるため，血圧を上昇させることがある。

カンデサルタンの相互作用

- **薬剤名など**
非ステロイド性消炎鎮痛薬（NSAIDs），COX-2選択的阻害薬：インドメタシンなど

- **臨床症状・措置方法**
降圧作用が減弱することがある。

- **機序・危険因子**
NSAIDs，COX-2選択的阻害薬は血管拡張作用を有するプロスタグランジンの合成を阻害することから，降圧作用を減弱させる可能性があると考えられている。

〔各種添付文書より〕

3
薬学を通して患者を理解する

▶ 個人データの蓄積が現場の強さ

そんなことを考えながらも時は経ち，いつしか意識の中心からも外れていたそんな折，堀美智子先生（医薬情報研究所／株式会社エス・アイ・シー）のお話を聴講する機会を得ました。「病院薬剤師も薬局薬剤師も知っておきたいOTC薬」というタイトルの講演でした。そこで，NSAIDsによる血圧上昇の話題があったのです。そのときの僕のノート（図1）には次のようにメモされていました。

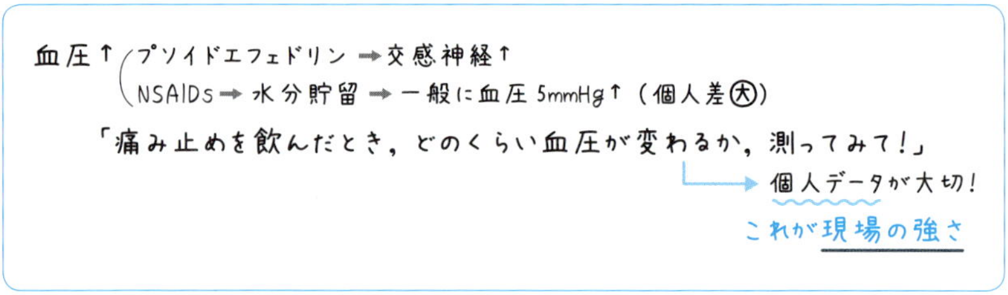

血圧↑／プソイドエフェドリン ➡ 交感神経↑
　　　＼NSAIDs ➡ 水分貯留 ➡ 一般に血圧 5mmHg↑（個人差大）
「痛み止めを飲んだとき，どのくらい血圧が変わるか，測ってみて！」
　　　　　　　　　　　　　　➡ 個人データが大切！
　　　　　　　　　　　　　　　これが現場の強さ

図1　2013年1月26日，堀先生講演会のメモ

例えば，NSAIDsを飲んで血圧が10mmHg上がるとわかっているのなら，患者にその旨の注意を促し，塩分指導 [a] などを行えばいい。もしくはNSAIDsを飲んでも患者の血圧に変化がないなら，その影響がないこと自体が，その患者のデータとなるのです。

堀先生の講演を聴きながら，僕は「ハッ」となりました。先の症例が頭をよぎる。そして思い至りました。僕はなんて勘違いをしていたんだろう，と。僕らは一般化された知識を用いて患者応対にあたっています。でも，

- - - - -

a ：上手に塩分を抑えるための10カ条：①味噌汁やスープを飲む量を半分に減らす，②焼き魚などの上から醤油や塩を振らない，③薬味や香辛料で味の変化を出して塩や醤油を抑える，④塩の代わりに酢やレモン汁を使う，⑤出汁でうまみをつけ，塩や醤油を抑える，⑥調理の際には塩の量を計るクセをつける，⑦ソーセージや魚の練り物などの加工品を少なめにする，⑧加工品や弁当を購入する際，外食時には塩分表示を確認する，⑨舌を徐々に薄味に慣れさせるため，納豆に入れるタレの量，味噌汁に入れる味噌の量などを少しずつ減らしていく，⑩食事の量を摂り過ぎない。

個別の症例にあたるときは"個人データ"を蓄積して，それを活用するべきなのです。そのための薬歴，そのためのかかりつけ薬剤師でなくてはいけません。堀先生のお話は，そういうあるべき姿を示唆してくれました。

　話は戻って，冒頭のGさん。僕は薬歴を取り出して，「エトドラク400mg/日服用にて血圧が20mmHg以上上昇」という個人データをフェイスシートに書き込みました。GさんにNSAIDsを投薬する際にはいつもこのときのことを思い出してもらい，Gさん自身に注意を払ってもらっています。これが"現場の強さ"なのです。

▶ 薬物相互作用の個人データを薬歴に落とし込む

　この個人データを薬歴に落とし込む作業は，薬物相互作用でも有効です。

　クラリスロマイシンとニフェジピンの併用注意。僕はこの組み合わせを何度も何度も投薬してきて，特に大きな体調変化があったという訴えを聞いたことがなく，たいしたことのない組み合わせなのだろうと認識していました。この事例（64歳女性のHさん）を経験するまでは。

CASE

64歳女性のHさん

Rp1	ニフェジピンCR錠20mg	1回1錠（1日1錠）
	アテノロール錠25mg	1回1錠（1日1錠）
	1日1回　朝食後	28日分
Rp2	ゾルピデム錠5mg	1回1錠（1日1錠）
	1日1回　就寝前	28日分

・お薬手帳

日付	連絡内容	
○月△日	・婦人科	
	クラリスロマイシン錠200mg	1回1錠（1日2錠）
	1日2回　朝・夕食後	7日分
	五淋散エキス顆粒	1回2.5g（1日7.5g）
	1日3回　毎食前	7日分

> **# ニフェジピンとクラリスロマイシン併用に起因する問題へのアプローチ**
>
> **S** きついしふらふらすると思ったら，血圧が88mmHgしかなかったの
> でも脈は120回/分もあるから心配で…
>
> **O** ニフェジピンを減量 40mg/日→20mg/日
> 他科より，クラリスロマイシン 400mg/日の処方あり
> 下肢浮腫（+）
>
> **A** クラリスロマイシンのCYP3A4阻害によるものだろう
> 不安に対するアプローチと併用が終わった後のフォローが必要
>
> **P** 婦人科でもらった抗菌薬との飲み合わせでニフェジピンが効きすぎたのでしょう
> 過降圧，頻脈，下肢浮腫はすべてそのせいです。減量で解消すると思われます
> ただし，抗菌薬の終了後に血圧が上がってくると考えられるので毎日血圧測定を

　解説はとてもシンプル。CYP3A4の基質薬であるニフェジピンを服用中の患者が，強力なCYP3A4阻害薬であるクラリスロマイシンを併用。当然，ニフェジピンの代謝が阻害され，その血中濃度が上昇します。ただ特筆すべきは，その汎用薬のよくある組み合わせとその結果の大きさです。過降圧と頻脈に加え，念のために足が浮腫んでいないかを尋ねると数日前から浮腫んでいるとのことでした。すべてニフェジピンの薬理作用の延長線上にある副作用です。

　さらにお薬手帳をみて，クラリスロマイシンを飲み始めて5日目という事実に疑いを強めました。

> "併用から4～10日後に相互作用の発現を認める場合が多いことにも注意したい。マクロライド系による代謝阻害はイミダゾール系による直接的な阻害と異なり，一度代謝を受ける必要があるため，阻害効果の発現に時間を要すると考察される"
>
> ── 杉山正康：薬の相互作用としくみ 全面改定版. 日経BP社, p173, 2012 より

> "14員環マクロライド系薬のCYP3A4阻害様式は，アミノ糖の三級アミンの脱メチル化により生成した代謝物（ニトロソ中間体）がCYP450のヘムと共有結合を形成し，マクロライド・ニトロソアルカン複合体を形成するためと考えられている。このように，CYP3A4による代謝物が特異的にCYP3A4のヘムと複合体を形成しやすいことから，14員環マクロライド系はCYP3A4の自殺基質といえる。ヘムとの共有結合に起因するため**阻害効果は強く，投与を中止しても持続する可能性は高い**"
>
> —— 杉山正康：薬の相互作用としくみ 全面改定版. 日経BP社, pp170-171, 2012 より

　間違いありません。さらに，クラリスロマイシンの服用が終わってもしばらくはCYP3A4の阻害作用が続くことも想定しておかなければなりません。これは，患者に家庭での血圧をモニタリングしてもらうしかありません。そして当然，Hさんの薬歴にも"ニフェジピン40mg/日＋クラリスロマイシン400mg/日→過降圧，頻脈，下肢浮腫"という情報を落とし込み，いまもニフェジピンの服用を続けているHさんがCYP3A4阻害薬を併用する際には十分に注意を払うようにしています。

▶ 薬物相互作用の個人データを活かして副作用を防ぐ

　さて，この事例をブログ『薬歴公開 byひのくにノ薬局薬剤師。』にアップすると[b]，エビデンスの伝道師こと，青島周一先生（徳仁会 中野病院／NPO法人 AHEADMAP 共同代表）が**図2**の論文を紹介してくれました。

　クラリスロマイシンの投与量が1,000mg/日（中央値）と，日本のそれよりも多いものの，このデータからすると，カルシウム拮抗薬とクラリスロマイシンの併用は，アジスロマイシンとの併用に比べて，薬剤性腎障害

----
b ：薬歴公開 byひのくにノ薬局薬剤師。：CASE153 ニフェジピンCRとクラリスロマイシンの併用の結果とその対応. 2013 (http://kumamoto-pharmacist.cocolog-nifty.com/blog/2013/12/post-a1c7.html)

(drug-induced kidney injury ; DKI) による入院リスクが2倍，低血圧による入院が1.6倍，総死亡も1.7倍になるというのです（**図2 A**）。薬剤別の解析でも，ニフェジピンのオッズ比は5.33と，他のカルシウム拮抗薬と比べて群を抜いています（**図2 B**）。さらに，NNH（Numbers Needed to Harm）[c]はたった160，つまりニフェジピンを160人に投与すると，そのうちの1人に副作用が発現する可能性が示されていて，これは確かにいつ遭遇してもおかしくない，そんな印象です。

対象は，カナダの一般人コホートからカルシウム拮抗薬（半数以上がアムロジピン中央値5mg）を服用している高齢者（平均年齢76歳）19万309人

（**A**）併用から30日以内のDKIによる入院，低血圧による入院，総死亡

	イベント数（%）		
	クラリスロマイシン （n = 96,226）	アジスロマイシン （n = 94,083）	
DKIによる入院	420 (0.44)	208 (0.22)	
低血圧による入院	111 (0.12)	68 (0.07)	
総死亡	984 (1.02)	555 (0.59)	

（**B**）薬剤別の解析

	クラリスロマイシン		アジスロマイシン		オッズ比 （95%信頼区間）	
	イベント数	No. at risk (%)	イベント数	No. at risk (%)		
アムロジピン	202	50,706 (0.40)	126	50,944 (0.25)	1.61 (1.29-2.02)	
ジルチアゼム	63	21,403 (0.29)	46	21,207 (0.22)	1.36 (0.93-1.99)	
フェロジピン	17	3,665 (0.46)	≦ 5	3,191 (≦ 0.16)	2.97 (1.09-8.06)	
ニフェジピン	129	16,664 (0.78)	22	15,038 (0.15)	5.33 (3.39-8.38)	
ベラパミル	9	3,808 (0.24)	9	3,703 (0.24)	0.97 (0.39-2.45)	

No. at risk : number at risk　　NS : nonsignificant
NR : not reportable for reasons of small cell size

この報告のクラリスロマイシンの用量は，中央値1,000mg/日で10日間

図2　カナダのオンタリオ州における人口ベースの後ろ向きコホート研究

- - - -
c：害必要数。治療するリスクを示す指標。

幸い，今回はDKIや低血圧による入院とまでは至りませんでしたが，い
まから考えると冷や汗ものです。今後はこの論文の客観情報に加え，その
ときの患者の状況（血圧が低めにコントロールされている，NSAIDsを併用
しているなど）を考慮して疑義照会を行うのか，服薬指導をして経過をみる
のかを判断していくことになるでしょう。その際，薬物相互作用の個人デー
タが副作用の再発防止を図るうえで最も強力な情報になることは間違いあ
りません。

絶対リスク差 オッズ比（95%信頼区間），%	NNH（95%信頼区間）	オッズ比（95%信頼区間）	
		未調整	調整
0.22 (0.16-0.27)	464 (374-609)	1.98 (1.68-2.34)	2.03 (1.72-2.41)
0.04 (0.02-0.07)	2,321 (1,406-6,416)	1.60 (1.18-2.16)	1.63 (1.21-2.22)
0.43 (0.35-0.51)	231 (195-284)	1.74 (1.57-1.93)	1.74 (1.57-1.94)

クラリスロマイシン併用のリスク低い	クラリスロマイシン併用のリスク高い	交互作用のP値	NNH（95%信頼区間）
		Reference	663 (451-1223)
		.36	NS
		.19	NR
		<.001	160 (128-205)
		.29	NS

　0.1　　1.0　　10
　オッズ比（95% CI）

〔Gandhi S, et al：JAMA，310：2544-2553, 2013 より〕

薬歴は薬学を通して患者を理解するためのツールである

4 すぐに答える，そこにアセスメントはあるのか

「すみません，お尋ねします。PL配合顆粒（サリチルアミド・アセトアミノフェン・無水カフェイン・プロメタジンメチレンジサリチル酸塩）って，風邪薬ですか？」。薬局にかかってきた電話をとったあなたは，こう尋ねられました。忙しい業務の合間に割り込んできたうえに，薬剤師であればいとも簡単に答えられる質問です。

あなた

「そうですよ」

???

「ありがとうございました。ツーツー……」

おそらく薬局に電話をしてきたのは，当薬局をかかりつけにしている患者に違いありません。あの低い男性の声には聞き覚えがあるような気がします。でも誰だろう…，ではいけません。

PL配合顆粒は風邪薬か否かと問われれば，それはそうでしょう。しかし，今回のやり取りの場面においてすぐに答えてしまった，その対応はいけません。なぜなら，そこには薬剤師としてのアセスメントが伴っていないからです。僕たちは常に薬学を通して患者をみる必要があります。

▶ 薬歴を手元に置くことからすべてが始まる

何をすべきだったのか。まず、アセスメントするための情報がまったくありません。そもそも患者の名前すらわからないのでは、薬歴を取り出すこともできません。

そう、薬歴です。患者の名前と生年月日を伺って、薬歴を手元に置くことからすべてが始まるのです。この患者は、どうしてPL配合顆粒を手にし、薬局に電話をしてきたのでしょうか？　以前もらったPL配合顆粒を子どもの風邪症状に使おうとしているのかもしれません。もしかすると、ACE阻害薬を飲み始めたばかりで空咳が出ているのかもしれません。メトトレキサートの間質性肺炎の初期症状だったらどうしますか。

電話対応も、薬局窓口での対応と変わらないはずです。であれば、簡単に答えられる質問だからといって、薬歴も用意せずに言葉どおりの質問に答えてしまっては、止められる行為を止められない、気づけるはずのことに気づけない、となってしまうかもしれません。つまり、本当の意味での薬学を使う機会を逸してしまうことになるわけです。

▶ PL配合顆粒を投薬する3つのシーン

「たかがPL…」。では、PL配合顆粒での投薬の場面をいくつかみてみましょう。

CASE

60歳男性のIさん		
Rp1 PL配合顆粒		1回1g（1日3g）
1日3回　毎食後		5日分

患者のコメント：「無理してね。たいしたことないけど風邪薬をお願いした」

表1　PL配合顆粒の警告と禁忌

> **警　告**
> 1. 本剤中のアセトアミノフェンにより重篤な肝障害が発現するおそれがあるので注意すること
> 2. 本剤とアセトアミノフェンを含む他の薬剤（一般用医薬品を含む）との併用により，アセトアミノフェンの過量投与による重篤な肝障害が発現するおそれがあることから，これらの薬剤との併用を避けること（「過量投与」の項参照）
>
> **禁　忌（次の患者には投与しないこと）**
> 1. 本剤の成分，サリチル酸製剤（アスピリンなど），フェノチアジン系化合物またはその類似化合物に対し過敏症の既往症のある患者
> 2. 消化性潰瘍のある患者（本剤中のサリチルアミドは消化性潰瘍を悪化させるおそれがある）
> 3. アスピリン喘息またはその既往歴のある患者（本剤中のサリチルアミドはアスピリン喘息を誘発するおそれがある）
> 4. 昏睡状態の患者またはバルビツール酸誘導体・麻酔薬などの中枢神経抑制薬の強い影響下にある患者（本剤中のプロメタジンメチレンジサリチル酸塩は，昏睡状態の増強・持続，中枢神経抑制作用の増強や麻酔薬の作用時間の延長を来すおそれがある）
> 5. 緑内障の患者（本剤中のプロメタジンメチレンジサリチル酸塩は抗コリン作用を有し，緑内障を悪化させるおそれがある）
> 6. 前立腺肥大など下部尿路に閉塞性疾患のある患者（本剤中のプロメタジンメチレンジサリチル酸塩は抗コリン作用を有し，排尿困難を悪化させるおそれがある）
> 7. 2歳未満の乳幼児（「小児等への投与」の項参照）
> 8. 重篤な肝障害のある患者（本剤中のアセトアミノフェンにより肝障害が悪化するおそれがある）

〔塩野義製薬株式会社：PL配合顆粒, 添付文書（2014年4月改訂, 第18版）より〕

　患者の年齢と性別，そして今回処方のPL配合顆粒は共通とし，**表1**の「禁忌（次の患者には投与しないこと）」の6番目以外はフェイスシートの情報より該当しないことがわかっているものとします。

> **SCENE 1　前回までの薬歴と患者インタビューなどから得られた情報**
> ・「前立腺肥大症（benign prostatic hyperplasia；BPH）治療中にて，タムスロシンOD錠0.2mg 1回1錠 1日1回 夕食後服用
> ・排尿の調子悪く，最近尿が出にくい

　この状態でPL配合顆粒なんて飲んでしまったら，尿閉を引き起こしてしまいますよね？　当然，薬歴も次のような流れになると思います（♯1）。

#1　PL配合顆粒で尿閉のリスクがあるので他剤を提案する

S 無理してね。たいしたことないけど，風邪薬をお願いした

O BPHにてタムスロシン服用中もコントロール不良で尿が出にくい

A 尿閉のリスクあり

P 疑義照会にて，アセトアミノフェンなどへの変更を提案

では次のシーンです。

SCENE 2　前回までの薬歴と患者インタビューなどから得られた情報

- BPH治療中にて，
  タムスロシンOD錠0.2mg 1回1錠 1日1回 夕食後服用
- 排尿に問題はない
- お薬手帳より，何度もPL配合顆粒の服用あり→排尿に変化なし

　シーン1との違いはBPHのコントロール状況です。もちろん，PL配合顆粒は「前立腺肥大など下部尿路に閉塞性疾患のある患者」には禁忌ですから，シーン1と同じように疑義照会するのが薬局薬剤師としてあるべき本来の姿でしょう。しかし，α_1遮断薬などの投薬を受けており，排尿コントロールが良好な患者に関しては投薬することがあります，と前もって主治医と約束事を交わしていたらどうしましょうか。禁忌を出すわけですから，それなりの理由が薬歴には書かれているはずです（#2）。

#2　PL配合顆粒による尿閉リスクは低そうだが，BPH症状の悪化時は中止する

S 無理してね。たいしたことないけど，風邪薬をお願いした

O BPHにてタムスロシン服用中→コントロール良好
お薬手帳より，何度もPL配合顆粒の服用あり→排尿に変化なし

A 尿閉リスクは低そうだが，アナウンスのみしておこう

P BPHがある方は，風邪薬で尿の出が悪くなることがあります
→中止・受診を

次は禁忌の6番目（BPH）も該当しないシーンをみてみましょう。

SCENE 3 前回までの薬歴と患者インタビューなどから得られた情報

・BPH 既往なし
・整形外科より，アセトアミノフェン錠200mg 1回2錠 1日3回 毎食後
　42日分の処方あり

＃3　アセトアミノフェン製剤の併用を回避する

S 無理してね。たいしたことないけど，風邪薬をお願いした
O 他科にて，アセトアミノフェン錠200mg 1日6錠 42日分の
　処方あり
A 肝障害防止のため，アセトアミノフェン製剤の併用回避
P 疑義照会→アセトアミノフェンを配合していないものを提案

　シーン3では一転，禁忌の項目がなくなり（BPH既往なし），アセトアミ
ノフェン製剤の併用，アセトアミノフェンによる肝障害[a] が問題となりま
した（＃3）。医師が疑義照会を受け入れ，例えば証を考慮して葛根湯など
に変更になりましたというのであれば，めでたしめでたしですが，「そのま
ま出しておいて」となった場合はどうしましょうか。警告欄に記載のある併
用を行うのですから，ここでもなぜそのままの処方を患者に渡したのか，
という薬剤師の考えが薬歴には記載されていなければなりません。

　アセトアミノフェンは，以前は1回300〜500mg，1日900〜1,500mgの
低用量しか使えませんでしたが，現在では鎮痛薬として用いる場合，米国
と同じように高用量を使えるようになっています（**表2**）。であれば，PL配
合顆粒3g/日（アセトアミノフェン450mg/日）を5日間加えても，アルコー

- - - -

a ：アセトアミノフェンの肝毒性は，キノンイミン型の反応性代謝物（NAPQI）に由来する（補足
　②参照）。アセトアミノフェンが高用量となり，NAPQIが多量に生成され，肝臓内のグルタ
　チオンが枯渇すると肝毒性を生じてしまう。また，アルコールはCYP2E1の誘導を促し，そ
　の過剰摂取によってアセトアミノフェンの肝毒性が増強されることが知られている。

表2 アセトアミノフェンの効能・効果と用法・用量（小児科領域は省略）

効能または効果

1. 下記の疾患ならびに症状の鎮痛

   頭痛，耳痛，症候性神経痛，腰痛症，筋肉痛，打撲痛，捻挫痛，月経痛，分娩後痛，がんによる疼痛，歯痛，歯科治療後の疼痛，変形性関節症

2. 下記疾患の解熱・鎮痛

   急性上気道炎（急性気管支炎を伴う急性上気道炎を含む）

用法および用量

- 効能または効果（1）の場合

   通常，成人にはアセトアミノフェンとして，1回300～1,000mgを経口投与し，投与間隔は4～6時間以上とする。なお，年齢，症状により適宜増減するが，1日総量として4,000mgを限度とする。また，空腹時の投与は避けさせることが望ましい。

- 効能または効果（2）の場合

   通常，成人にはアセトアミノフェンとして，1回300～500mgを頓用する。なお，年齢，症状により適宜増減する。ただし，原則として1日2回までとし，1日最大1,500mgを限度とする。また，空腹時の投与は避けさせることが望ましい。

〔あゆみ製薬株式会社：カロナール，添付文書（2016年1月改訂，第12版）より〕

補足②：アセトアミノフェンの代謝経路と肝毒性

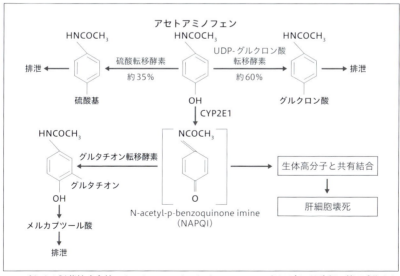

〔あゆみ製薬株式会社：カロナール，インタビューフォーム（2016年1月改訂，第13版）より一部改変〕

ルを控えてもらえば問題なさそうです。警告欄にも「1日総量1,500mgを超す高用量で長期投与する場合には，定期的に肝機能等を確認」との記載があります。患者の飲酒状況を確認し，行った服薬指導の薬歴は次のようになりました（#4）。

#4　アセトアミノフェンとPL配合顆粒の併用中はアルコールを控える

S 無理してね。たいしたことないけど，風邪薬をお願いした

O 他科にてアセトアミノフェン1,200mg/日服用→疑義照会するも変更なし
アルコール→ときどき缶ビール1本程度

A アセトアミノフェン1,650mgと過量だが，禁酒したうえでの5日間なら大丈夫だろう

P 併用中，アルコールは飲まないように

▶ 患者に応じた服薬指導とは？

#1〜4は薬歴と患者インタビューから得られた情報，つまりOをちょっと変えて作っています。Oが変わると，AもPも変わります。当然，最後につける#も変わってきます。薬剤師には"患者に応じた服薬指導"が求められていますが，患者に応じた服薬指導って，つまり患者によってOが異なるから，Aも変わって，その結果Pも変わる。これのことではないでしょうか。

Oは服薬指導の方向性を定めます。だから，大事なのです。Oを軽視してはいけません。Oが書けない原因は主に次の3つだと思います。

- そもそもOがどういうものかわかっていない
- 質問力がない
- フェイスシートが充実していない

Oが処方薬と検査値だけではないのは，これまでみてきたとおりです。患者の身体症状や様子，薬識までもOでしたね（p55参照）。質問力は，患者応対能力やコミュニケーション能力といってもいいかもしれません。フェイスシートの重要性については，ここでは繰り返しません。

Oがスカスカの薬歴というのは，得てして服薬指導が定型文化します。そこには患者に応じた服薬指導をするために必要な情報はなく，この薬が出ているからこの副作用について，といったストックフレーズを引っ張ってくることになります。そうです，そこには患者がいないのです。そんな仕事は，これからAIの格好の餌食となってしまうことでしょう。

Column③　ストックフレーズはなぜいけないのか？

服薬指導の定型文，ストックフレーズの垂れ流し（コピペ）はなぜダメなのか。もちろん，それは初回の服薬指導などでは患者に伝えなければならない大事な事柄ではある。だが，毎回毎回それを繰り返しているようではダメだ。

「恥ずかしげもなくできあいのストックフレーズを口にしておけば，世の中どうにか渡って行ける，というような世間を舐めた態度を私は評価することができない」と内田樹（思想家）は切り捨てる。なぜか。それは"伝わる言葉"ではないからだ。

"そこにはぜんぜんリアリティがない。頭の中にあらかじめできあがって保存してあるストックフレーズを，きっかけが来ると「印字」して出しているときの人間の言葉は「すっきりしすぎている」せいで，「それ」とわかってしまう。そこにはふだんしゃべるときのような「ためらい」も「前のめり」も「気まずい間」も「嘘くさいことを言うときだけ早口になる」ことも，そ

3　薬学を通して患者を理解する

> ういう微細なトーンやピッチの変化がまったくぬぐい去られて，平板に流
> れてゆく"
> —— 内田　樹：街場の大学論 ウチダ式教育再生. 角川文庫, p62, 2010 より

　勉強もしているし，仕事にも慣れてきた。もう服薬指導もお手のもの。立て板に水のごとく，毎回ストックフレーズを展開する。残念ながら，それは患者には届いていない。そう，「それ」とわかってしまうからだ。別にしゃべり方のことを言っているのではない。ストックフレーズの繰り返しを聞いた患者は，それは私宛に発信されたメッセージではない，と感じてしまうという話なのだ。

　スラスラと上手に服薬指導ができなくても，患者の言葉に耳を傾け，一所懸命に考え，たとえメッセージの中身として実効性のないものしか発信できなくても，その姿勢だけはメタ・メッセージ [a] として患者に必ず伝わる。僕が薬剤師として，あなたの健康を，適切な薬物療法をサポートします，といった思いが言語にはならなくても伝わっていく。そういうものなのだ。

> "情報そのものは届かないことがあっても，「情報についての情報」は届く。
> それは私たちが誰かの発した言明が「ただのメッセージ」なのか「メタ・
> メッセージ」なのかを本能的に識別できるからである"
> —— 内田　樹：街場の読書論. 太田出版, p364, 2012 より

- - - -
[a]：あるメッセージがもっている本来の意味をこえて，別の見方・立場からの意味を与える
　　メッセージ（デジタル大辞泉より）。非言語的意味。

高齢者の薬学的管理

chap. 4

　日本老年医学会より『高齢者生活習慣病管理ガイドライン』作成の方針が打ち出され，2017年に『高齢者糖尿病診療ガイドライン2017』，『高齢者高血圧診療ガイドライン2017』，『高齢者脂質異常症診療ガイドライン2017』が次々と発表され，肥満症についても今後発表される予定になっています。

　当薬局グループの後期高齢者の割合が多い店舗では，じつに患者の4割を超えており，今後この数字は増えていくことになるでしょう。当然ながら認知症やフレイルといった老年症候群の問題は避けて通れるはずもなく，一般内科をメインとする当薬局グループにとって，一連のガイドラインを参考にしないわけにはいきません。当然，これらのガイドラインから得たものは自然と薬歴上に反映していくことになるでしょう。

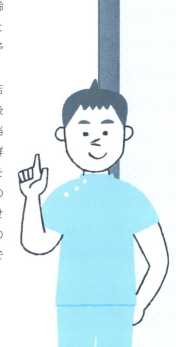

高齢者の薬学的管理

高齢者の高血圧治療

『高齢者高血圧診療ガイドライン2017』（以下，GL）では，高齢者の降圧目標を表1のように設定しています。また，このGLを参考に，僕が投薬の際に注意している点は次の5つです。

▶ 高齢者高血圧での5つの留意点

1 — 血圧動揺性が大きく，起立性低血圧や食後低血圧に注意する

高齢者では，動脈硬化の進展により圧受容体機能の低下などがもたらされた結果，血圧動揺性が大きくなっており，白衣高血圧や仮面高血圧の頻度も高いといわれています。そのため，家庭血圧を含めた複数回の血圧測定による確認が必要です[a]。また同様の理由により，起立性低血圧や食後

表1　高齢者の降圧目標

1. 65〜74歳には，140/90mmHg以上の血圧レベルを降圧薬開始基準として推奨し，管理目標140/90mmHg未満にする。75歳以上では150/90mmHgを当初の目標とし，忍容性があれば140/90mmHg未満を降圧目標とする。ただし，現時点では140mmHgを下回る目標値あるいは下限域を設定するエビデンスは十分でない。
2. 自力で外来通院できないほど身体能力が低下した患者や認知症を有する患者では，降圧薬開始基準や管理目標は設定できず個別に判断する。
3. 糖尿病，タンパク尿を有する慢性腎臓病（CKD），脳心血管病既往患者では，年齢による降圧目標よりも高値の血圧値を降圧薬開始基準とする。降圧目標もまず年齢による降圧目標を達成する。忍容性があれば過度の降圧に注意してより低い値を目指すことが推奨される。

〔日本老年医学会「高齢者の生活習慣病管理ガイドライン」作成ワーキング：高齢者高血圧診療ガイドライン2017. 日本老年医学会雑誌，54（3）：236-298（Ⅲ-CQ1），2017より引用，一部改変〕

----

a：家庭血圧を優先する。

低血圧の頻度も高いことが特徴です。

　そもそも高血圧自体が起立性低血圧の増悪要因なので，一般的には降圧治療によって血圧コントロールが良好になれば，起立性低血圧の頻度も改善される傾向にあります。しかし，当然ながら個々の症例によってはふらつきによる転倒リスクが高まることもあるでしょう。また，α_1遮断薬はその薬理作用ゆえに，起立性低血圧を助長しかねません。よって，GLではα_1遮断薬の投与を原則として推奨していませんが，投与せざるをえない場合，転倒・骨折の予防のため，「ゆっくりと立ち上がるように」などと指導する必要があります。もちろん，前立腺肥大症でタムスロシンなどのα_1遮断薬を服用している患者においても同様の注意が必要なのはいうまでもありません。

　僕はこのGLを目にするまで，食後低血圧に対してあまり注意を払ってきませんでした。起立性低血圧と同様，食後の収縮期血圧が食前よりも20mmHg以上低下する場合において，その可能性が高く，食後1〜2時間は注意が必要となります。つまり，食後2時間以内の血圧測定は血圧レベルを過小評価しているかもしれません。欧米では，65歳以上の高齢者において，3人に1人が食後低血圧だと推定されているといいますから驚きです。食後低血圧も降圧療法によって改善する可能性があります。しかし，ループ利尿薬は食後低血圧を悪化させる可能性があるとされ，GLでは注意を促しています。

2 ー 過降圧は認知機能を悪化させるかもしれない

　軽度認知障害を含む認知症のある高齢の高血圧患者において，過降圧は認知機能を悪化させる可能性があります。当然といえば当然で，認知症治療を受けている患者が過降圧になっていないかのモニタリングが重要です。

　そもそも認知症患者においては，服薬コンプライアンスに問題のあるケー

スが多く，薬剤師が積極的に介入した結果，過降圧になることも少なくありません。薬を飲ませること自体が目的とならないよう注意が必要です。ちなみに，高血圧の疾患自体と認知症の関係，および高齢者への降圧薬治療と認知症発症リスクの関係については明確な結論は出ていません。

3 ― 降圧治療の開始当初は転倒・骨折リスクが増大する

　新規に降圧治療を開始した際，転倒リスクが上昇するのは当然です。若年者においても，高い血圧に慣れている状態から降圧療法を行えば，血圧が下がってくることによって，めまいやふらつきを感じることがあり，服用初期に運転などの危険な作業をする際には注意が促されています。転倒リスクの上昇は当然，骨折リスクの増大をもたらし [b]，結果としてフレイルへの移行リスクを高めてしまいます。

　また，ループ利尿薬は骨折リスクを増加させ，サイアザイド系利尿薬は骨折リスクを低下させる可能性があります。GL には「サイアザイド系（類似）利尿薬は骨折リスクを減少させるとする報告が多いことや，利尿薬を基礎薬とした RCT（ランダム化比較試験）である HYVET 研究 [c] のサブ解析で骨折抑制効果が認められたことから，骨折予防の観点でサイアザイド系（類似）利尿薬の有用性が示唆される」と記載されており，転倒リスクが高い患者や骨粗鬆症を合併する患者においては，積極的にサイアザイド系（類似）利尿薬を選択することが推奨されます。

4 ― ループ利尿薬やカルシウム拮抗薬は夜間頻尿を増悪させる可能性がある

　高齢者の QOL に大きく影響を与える老年症候群の一つに夜間頻尿があります。当然，夜間の転倒リスクの原因にもなるわけです。

　夜間頻尿が必ずしも降圧薬の副作用とは限りませんが，GL では夜間頻尿

を助長する薬剤としてループ利尿薬やカルシウム拮抗薬があげられています。ループ利尿薬による頻尿は有名ですが，サイアザイド系利尿薬においては一定の見解がないとされています。GLでは，いくつかの研究結果を紹介したうえで，「サイアザイド系利尿薬は併用も含め夜間頻尿を増加させない，または改善させる可能性がある」としています。

5 ― 誤嚥性肺炎を繰り返す患者にはACE阻害薬を第一選択薬とする

誤嚥性肺炎の主な発生機序は，「深部皮質に脳血管障害→ドパミン減少→サブスタンスP減少→嚥下反射，咳反射の減少」によるといわれています。ということは，薬理作用からみてもサブスタンスPを増加させるACE阻害薬やドパミンを増やすアマンタジンは，誤嚥性肺炎の有効な予防薬といえましょう。その他，シロスタゾールや半夏厚朴湯なども肺炎発症率を低下させるといわれています（**表2**）。

また，嚥下反射，咳反射を正常化するためには，口腔ケアによる口腔内刺激が有効であり，両反射を減少させる薬剤（咳止めなど）を安易に投薬しないことも重要です。

表2 誤嚥性肺炎の予防策

1. 薬　物 　ACE阻害薬，カプサイシン，ドパミン作動薬およびアマンタジン，シロスタゾール，葉酸，半夏厚朴湯，メンソール，ブラックペッパー，モサプリド 2. 食後2時間の座位保持 3. 抗精神病薬の使用頻度の抑制

〔大類　孝：誤嚥性肺炎. ガイドライン外来診療2010（泉　孝英・編），日経メディカル開発，pp42-51, 2010より〕

- - - - -

b：骨折は介護が必要になる要因の10%強を占める。

c：80歳以上の超高齢高血圧患者（約4,000例）における降圧治療の有用性，安全性を検証した臨床試験。150/80mmHg未満を目標とした降圧治療により，予後が改善することが明らかとなった。

▶ 降圧薬変更に伴い，夜間頻尿が増悪した患者

　最後に，前述の「4. ループ利尿薬やカルシウム拮抗薬は夜間頻尿を増悪させる可能性がある」に関連する70歳女性のJさんの症例をみていきましょう。

CASE

70歳女性のJさん

Rp1 アムロジピン錠5mg	1回1錠（1日1錠）
1日1回　朝食後	28日分
Rp2 ベシケア® 錠2.5mg	1回1錠（1日1錠）
1日1回　朝食後	28日分

Rp2 は新規処方

・お薬手帳

日付	連絡内容	
○月△日	・整形外科	
	ベネット® 錠75mg	1回1錠（1カ月1錠）
	月1回　起床時	1日分
	アルファカルシドールカプセル0.5 μg	1回1錠（1日1錠）
	1日1回　朝食後	28日分

　Jさんから処方箋を受け取り，体調変化などの確認事項を伺っていたときでした。「血圧の薬が変わってから，夜中のトイレが増えた気がするんだけど，関係ない？」とJさん。じつに鋭い…。Jさんは3カ月前，医師から「血圧の薬を少し強くしておきますね」と告げられ，ロサルタン錠50mgからアムロジピン錠5mgへ変更となっていました。現在の血圧は140mmHgくらいで安定しているものの，いままで夜中のトイレは1〜2回程度だったのに，5回も6回も行くようになったというのです。その間，降圧薬以外の変更はないのですから，Jさんが疑うのも無理はありません。

　また，Jさんは整形外科でベネット®（リセドロン酸ナトリウム），アルファカルシドールの投薬を受けており，夜中のトイレ時の転倒，つまり骨折リスクの増加へとつながらないか心配です。とはいえ，ベシケア®（ソリフェナシン）も新規処方されているので，「医師と相談しておきますね」と

の回答にとどめ，ベシケア®の初回服薬指導を行いました（＃1）。

＃1　アムロジピンによる夜間頻尿増悪の可能性あるものの，ベシケア®にて経過観察

S 血圧の薬が変わってから，夜中のトイレが増えた気がするんだけど，関係ない？

O 3カ月前，ロサルタン→アムロジピンへ変更。それに伴い，夜間頻尿1〜2回→5〜6回
夜間頻尿に対してベシケア®追加

A アムロジピンによる夜間頻尿の増悪の可能性があるが，今回はベシケア®服用での経過観察とし，医師には情報提供をしておこう

P 血圧の薬については医師に相談しておくと返答→トレーシングレポート **d** 提出
ベシケア®がしっかりと効くまでに3〜4週間かかること，口渇に対しては氷やガムなどで対応するようにアナウンス
次回，処方内容，夜間頻尿の状態，ベシケア®の副作用についてチェック

〈トレーシングレポート〉

患者の訴えによれば，ロサルタンからアムロジピンへ変更後に夜間頻尿が1〜2回から5〜6回に増えたそうです。『高齢者高血圧診療ガイドライン2017』によると，夜間頻尿を助長する降圧薬としてループ利尿薬とカルシウム拮抗薬があげられています。

ベシケア®服用にて改善のない場合，アムロジピンの代替薬として，ロサルヒド®配合錠LDはいかがでしょうか。サイアザイド系利尿薬は頻尿を増悪させる可能性が低いだけでなく，改善させる可能性もあります。さらに，骨粗鬆症にも好影響です。

患者からは「血圧の薬が変わってから，夜中のトイレが増えた気がするんだけど，関係ない？」と質問を受けており，「先生と相談しておきます」と返答しています。

ご検討をよろしくお願いいたします。

---

d：「服薬情報等提供料に係る情報提供書」を参照（日本薬剤師会：調剤報酬・改定資料集 平成30年4月版．p195, 2018 より）。

その後，このトレーシングレポートの意見が受け入れられ，Jさんの降圧薬はロサルヒド®配合錠（ロサルタン・ヒドロクロロチアジド）LDへと変更になっていました。

CASE

70歳女性のJさん（処方変更後）	
Rp2 ベシケア®錠2.5mg	1回1錠（1日1錠）
1日1回　朝食後	28日分
Rp3 ロサルヒド®配合錠LD	1回1錠（1日1錠）
1日1回　朝食後	28日分

　「夜間頻尿は少し良くなっている」とのことで，ベシケア®は継続されていますが，ロサルヒド®配合錠LDでうまくいくなら今後ベシケア®を切ることができるかもしれません。ちなみに，ベシケア®による口渇などの副作用はないようでした。これらの点は箇条書きで残しておきます（#2）。

> **#2　ロサルヒド®配合錠LDが夜間頻尿を増悪させないことを理解してもらう**
>
> **S** 血圧の薬，相談してくれたんでしょ？　先生が薬を変えてみようって
>
> **O** アムロジピン錠5mg→ロサルヒド®配合錠LD
>
> **A** サイアザイド利尿薬の説明で誤解を招き，服薬アドヒアランスに影響しないようにする
>
> **P** 以前服用していたロサルタンに降圧利尿薬を加えた配合薬　利尿薬となっているが，塩分を尿に出すだけで尿量はそれほど増えず，夜間頻尿に影響しない，もしくは改善する可能性もあることを伝える
>
> | 次回，血圧および夜間頻尿の状況をチェック |
> | --- |
>
> ・ベシケア®で夜間頻尿は改善傾向，口渇などの副作用なし

　糖尿病や肥満，CKD（慢性腎臓病）の患者は，食塩感受性が高いとされています。つまり，ナトリウム貯留の傾向にあるのです（Jさんは肥満が該当）。この過剰なナトリウムを日中に排泄できなければ，本来血圧が低下す

るはずの夜間においても高くなってしまいます。これが夜間高血圧の機序ですが，夜間頻尿も同じ理由でしょう。であれば，サイアザイド系利尿薬で夜間頻尿が改善してもおかしくありません。

▶ 患者に誤解を与える要因とは？

なぜ，#2のＡがいきなり服薬アドヒアランスになってしまうのか。それは，サイアザイド系"利尿薬"という薬効分類名にその理由があります。そして，それは僕の経験に由来するものが多分にあるのです。患者は"利尿薬による頻尿"を警戒して，自己調節することが少なくありません。夜間頻尿に悩んでいるのなら，なおさらです。

あなたの薬局のサイアザイド系利尿薬，ならびにARBとサイアザイド系利尿薬の配合剤の薬剤情報提供書の文章はどうなっているでしょうか。それがループ系利尿薬と変わらないものだったとしたら…。

頻尿が気になっているとき，患者が何気なく薬剤情報提供書を目にした。そのことが原因で服薬アドヒアランスに問題が生じてしまう，といったことが起きてしまうかもしれません。

高齢者の薬学的管理

2 高齢者の糖尿病治療

　従来，糖尿病の合併症といえば，細小血管障害（いわゆる，三大合併症とよばれる糖尿病網膜症，糖尿病腎症/糖尿病性腎臓病，糖尿病神経障害）と大血管障害（脳梗塞，狭心症，心筋梗塞，閉塞性動脈硬化症）のことを指していましたが，いまではそれらに加え，糖尿病足病変や歯周病，そして認知症も合併症ととらえられるようになっています（表1）。

▶ 高齢者糖尿病の特徴的な症状と薬物療法の留意点

1 押さえておきたい3つの特徴的な症状

　さて，"高齢者糖尿病"についてです。一般には，65歳以上の糖尿病患者を指すとされていますが，75歳以上の糖尿病患者では若年者のそれと異なる特徴を認めるようになります。すなわち，①日常生活動作（ADL）の低下や転倒・骨折，②認知機能低下，認知症，③無自覚性低血糖，重症低血糖

表1　糖尿病の合併症

分類		合併症
慢性	細小血管障害	・糖尿病網膜症 ・糖尿病腎症/糖尿病性腎臓病 ・糖尿病神経障害
	大血管障害	・脳梗塞 ・狭心症，心筋梗塞など ・閉塞性動脈硬化症
	その他	・糖尿病足病変 ・歯周病 ・認知症
急性		・糖尿病性ケトアシドーシス ・高浸透圧高血糖症候群 ・感染症

── といった特徴的な症状が起こりやすくなってくるのです。

2 ─ 安全性を重視した適切な血糖コントロール

もちろん、脳卒中や心不全なども起こりやすくなります。そして、HbA1cの値と、大血管障害の発症や死亡といったイベントとの間にJカーブ現象がみられます。つまり、高齢者糖尿病において、HbA1cは低すぎてもダメで、現にACCORD試験 [a]、ADVANCE試験 [b]、VADT試験 [c] では厳格な血糖コントロールを行ったにもかかわらず、有意な心血管イベントの抑制効果は認められませんでした。さらに、ACCORD試験では逆に死亡率が上昇してしまい、重篤な低血糖がその原因ではないか、といわれています。

よって、高齢者糖尿病では厳格な血糖コントロールを目指すべきではなく、安全性を重視した適切なコントロールが求められるようになったのです。

そして、それらの事実を踏まえ、『高齢者糖尿病診療ガイドライン2017』（以下、GL）が2017年6月に発表されています（**図1**）。

僕らは低血糖の自覚症状を患者に確認するだけではなく、高齢者糖尿病においては薬が効きすぎていないか、という視点をもってHbA1cの値を確認していかなければなりません。HbA1cというのは、いわば血糖の平均的な値を示したものです。ですから、たとえ同じHbA1cの値であったとしても、その血糖変動の幅は異なる可能性があるわけです（**図2**）。

- - - - -

a：心血管疾患／心血管リスク因子を有する2型糖尿病患者を対象としたRCT。HbA1c 6.0％未満を目標とした血糖強化療法により死亡率が上昇し、心血管疾患の抑制効果は示されなかった。

b：2型糖尿病を対象に降圧療法と血糖強化療法の有効性を検討したRCT。HbA1c 6.5％以下を目標とした血糖強化療法により腎症発症が抑制されたものの、大血管障害や死亡のリスク減少は認められなかった。

c：罹病期間の長い2型糖尿病を対象としたRCT。血糖強化療法（目標とするHbA1cは標準治療よりも1.5％低い）が実施されたが、合併症の抑制効果は認められなかった。

		カテゴリーI		カテゴリーII	カテゴリーIII
患者の特徴・健康状態 注1)		①認知機能正常 かつ ②ADL自立		①軽度認知障害〜軽度認知症 または ②手段的ADL低下, 基本的ADL自立	①中等度以上の認知症 または ②基本的ADL低下 または ③多くの併存疾患や機能障害
重症低血糖が危惧される薬剤(インスリン製剤, SU薬, グリニド薬など)の使用	なし 注2)	7.0%未満		7.0%未満	8.0%未満
	あり 注3)	65歳以上 75歳未満 7.5%未満 (下限6.5%)	75歳以上 8.0%未満 (下限7.0%)	8.0%未満 (下限7.0%)	8.5%未満 (下限7.5%)

治療目標は，年齢，罹病機関，低血糖の危険性，サポート体制に加え，高齢者では認知機能や基本的ADL，手段的ADL，併存疾患なども考慮して個別に設定する。ただし，加齢に伴って重症低血糖の危険性が高くなることに十分注意する。

注1：認知機能や基本的ADL（着衣, 移動, 入浴, トイレの使用など），手段的ADL（IADL：買い物, 食事の準備, 服薬管理, 金銭管理など）の評価に関しては，日本老年医学会のホームページ（http://www.jpn-geriat-soc.or.jp/）を参照する。エンドオブライフの状態では，著しい高血糖を防止し，それに伴う脱水や急性合併症を予防する治療を優先する。

注2：高齢者糖尿病においても，合併症予防のための目標は7.0%未満である。ただし，適切な食事療法や運動療法だけで達成可能な場合，または薬物療法の副作用なく達成可能な場合の目標を6.0%未満，治療の強化が難しい場合の目標を8.0%未満とする。下限を設けない。カテゴリーIIIに該当する状態で，多剤併用による有害作用が懸念される場合や，重篤な併存疾患を有し，社会的サポートが乏しい場合などには，8.5%未満を目標とすることも許容される。

注3：糖尿病罹病期間も考慮し，合併症発症・進展阻止が優先される場合には，重症低血糖を予防する対策を講じつつ，個々の高齢者ごとに個別の目標や下限を設定しても良い。65歳未満からこれらの薬剤を用いて治療中であり，かつ血糖コントロール状態が表の目標や下限を下回る場合には，基本的に現状を維持するが，重症低血糖に十分注意する。グリニド薬は，種類・使用量・血糖値等を勘案し，重症低血糖が危惧されない薬剤に分類される場合もある。

【重要な注意事項】糖尿病治療薬の使用に当たっては，日本老年医学会編「高齢者の安全な薬物治療ガイドライン」を参照すること。薬剤使用時には多剤併用を避け，副作用の出現に十分に注意する。

図1　高齢者糖尿病の血糖コントロール目標（HbA1c値）

〔日本老年医学会，日本糖尿病学会・編著：高齢者糖尿病診療ガイドライン2017. 南江堂, p46, 2017より〕

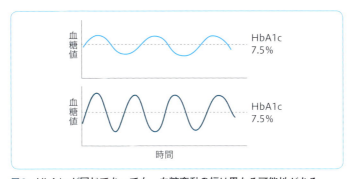

図2　HbA1cが同じであっても，血糖変動の幅は異なる可能性がある
〔Del Prato S：Int J Obes Relat Metab Disord, 26 (Suppl 3)：S9-S17, 2002 より〕

　この血糖変動の幅が大きければ大きいほど心血管イベント(心血管死を含む)の増加を認めるといったデータ[d]があります。そして認知機能低下や認知症も，おそらく低血糖が原因とされています。いや，"低血糖状態の時間帯があること"こそが原因なのかもしれません。どこかで低血糖状態の時間があって脳神経細胞の脱落が生じてしまう，そういうことなのかもしれません。そのため，HbA1c値を単に下げるよりも血糖変動の幅を小さくするような治療を行うことが認知機能の維持に有効である可能性があるわけです。

3 ─ 血糖の変動幅を考慮した薬剤選択

　スルホニル尿素(SU)薬の単独でHbA1cをコントロールしようとすれば，必ず血糖変動の幅は大きくなってしまいます。つまり，低血糖のリスクが高くなるわけで，SU薬をはじめ，グリニド薬やインスリンといった重症低血糖が危惧される薬剤を使用している場合に下限値が設定されているのはそうした理由があるからです。そういった観点からみると，大血管障害の予防効果が確認されていないDPP-4阻害薬ですが，血糖変動の幅を小さく

----
[d]：Su G, et al：Diabetes Care, 36：1026-1032, 2013

する，つまり効果よりも安全面を重視するという意味において，高齢者糖尿病に対して使いやすい薬といえるわけです。

Kさんは70歳の女性で，認知機能やADLにまったく問題はありません。

CASE

70歳女性のKさん	
Rp1 メトホルミン錠500mgMT 1日2回　朝・夕食前	1回1錠（1日2錠） 28日分
Rp2 グリメピリド錠0.5mg 1日1回　朝食前	1回1.5錠（1日1.5錠） 28日分

腎機能や服薬アドヒアランスにも問題はなく，治療もまじめに取り組んでいます。彼女は以前よりどちらかというと心配性で，数字に，HbA1cの値に非常に敏感です。今日も久しぶりに「HbA1cが上がってしまった」と訴えています（＃）。

＃　血糖コントロールの目標値を理解し安心して続ける

S 今回は良くなかった。HbA1cが7.2％もあったの…
先生は「心配ない」って言うけど，7％以下にしないといけないでしょう？

O いままで6.8〜7.0で推移。HbA1c上昇で不安な様子（＋）
処方変更なし

A 高齢者糖尿病の血糖コントロールについての理解が必要

P Kさんの年齢であれば，7.5％以下で十分であること，このままいまの組み合わせで低血糖に注意しながら続けるように，と説明

HbA1cの目標値（6.5〜7.5％）を今後も確認していく

図1「高齢者糖尿病の血糖コントロール目標（HbA1c）」からすると，Kさんはうまくコントロールできている状態にあります。もちろん，個々の高齢者ごとに個別の目標値や下限値が設定されているケースもありますが，K

さんの場合，医師は「心配ない」と説明しているわけですから，GLに基づいた説明で安心してもらうことができます（#）。

　では，この処方でKさんのHbA1cが6.0％だったとしたら，それは明らかな低血糖の症状がなくても，下げ過ぎなわけです。しかも，高齢者糖尿病における低血糖の特徴はその無自覚性です。そこで薬剤師からの処方提案としては，まずグリメピリドの中止（もしくは減量）でしょう。それでコントロール不良になるようなら，SU薬の再開ではなく，DPP-4阻害薬への切り替えを提案すれば，血糖変動の幅，つまり血糖の質を視野に入れたコントロールにつながるわけです（**表2**）。

表2　「特に慎重な投与を要する薬物」のリスト（糖尿病）

分類	薬物（クラスまたは一般名）	代表的な一般名	主な副作用・理由	推奨される使用法	エビデンスの質と推奨度
糖尿病薬	スルホニル尿素薬（SU薬）	クロルプロパミド，アセトヘキサミド，グリベンクラミド，グリメピリド	低血糖とそれが遷延するリスク	可能であれば使用を控える。代替薬としてDPP-4阻害薬を考慮	エビデンスの質：中 推奨度：強
	ビグアナイド薬	ブホルミン，メトホルミン	低血糖，乳酸アシドーシス，下痢	可能であれば使用を控える。高齢者に対して，メトホルミン以外は禁忌	エビデンスの質：低 推奨度：弱
	チアゾリジン薬	ピオグリタゾン	骨粗鬆症・骨折（女性），心不全	心不全患者，心不全既往者には使用しない。高齢者では，少量から開始し，慎重に投与する	エビデンスの質：高 推奨度：強
	α-グルコシダーゼ阻害薬	アカルボース，ボグリボース，ミグリトール	下痢，便秘，放屁，腹満感	腸閉塞などの重篤な副作用に注意する	エビデンスの質：中 推奨度：弱
	SGLT2阻害薬	すべてのSGLT2阻害薬	重症低血糖，脱水，尿路・性器感染症のリスク	可能な限り使用せず，使用する場合は慎重に投与する	エビデンスの質：低 推奨度：強
インスリン	スライディングスケールによるインスリン投与	すべてのインスリン製剤	低血糖のリスクが高い	高血糖性昏睡を含む急性病態を除き，可能な限り使用を控える	エビデンスの質：中 推奨度：強

〔日本老年医学会，日本医療研究開発機構研究費・高齢者の薬物治療の安全性に関する研究研究班・編：高齢者の安全な薬物療法ガイドライン2015. メジカルビュー，2015より〕

▶ シックデイ，原則は経口血糖降下薬の減量・中止

最後に，シックデイについて。経口血糖降下薬については原則，減量・中止が基本です。メトホルミンでは乳酸アシドーシス，SGLT2阻害薬では脱水と糖尿病性ケトアシドーシスのリスクがあるため，インフルエンザなどによる発熱や胃腸炎などを罹患しているときには休薬が必須です。SU薬は，食事の摂取量によっては減量が必要で，まったく摂取できないようであれば休薬すべきでしょう。いずれの場合も再開時には，血糖の推移の確認のため，受診するように勧めましょう。

memo

高齢者の薬学的管理

『高齢者の安全な薬物療法ガイドライン2015』

　このガイドラインには、「特に慎重な投与を要する薬物」と「開始を考慮すべき薬物」の2つのリストが掲載されています。前者は、薬物有害事象のハイリスク群である75歳以上の高齢者、および75歳未満でもフレイルあるいは要介護状態の高齢者を主な対象としています。一方、後者は高齢者全般が対象となっており、誤嚥性肺炎のリスクの高い高血圧患者に対するACE阻害薬の推奨などが掲載されています。

　これらのリストは、基本的には医師が処方とその見直しに利用することを念頭に置いて作られていますが、高齢者医療に関わる他の職種も使うことが可能とされ、薬剤師による処方提案の根拠として使えるツールの一つとなっています。患者をみて、暮らしに関わる5領域（食事、排泄、睡眠、運動機能、認知機能）に影響を及ぼしていないか、または及ぼすおそれがないか。そういった観点から薬を眺める際に参照したい資料というわけです（川添先生の「体調チェック・フローチャート」とあわせてみれば、より理解しやすくなります）。

▶ H₂受容体拮抗薬による認知機能低下、せん妄のリスク

　○○医院から転院してきた80歳の小柄な女性Lさん（140cm、40kg）。同居している娘さんと一緒に来局されました。処方内容はとりあえず前医でもらったものと同じものを処方してもらったようです。

CASE

80歳女性のLさん（140cm，40kg）	
Rp1 ドネペジル錠5mg	1回1錠（1日1錠）
メマリー® 錠20mg	1回1錠（1日1錠）
ファモチジンD錠20mg	1回1錠（1日1錠）
クロピドグレル錠25mg	1回2錠（1日2錠）
トラゼンタ® 錠5mg	1回1錠（1日1錠）
1日1回　昼食後（一包化）	28日分
Rp2 リスペリドン錠1mg	1回1錠（1日1錠）
1日1回　就寝前	28日分

　Lさんの娘さんからの情報によると，日中の傾眠傾向が強く，夜は家の廊下を行ったり来たりと徘徊することもあるとのこと。日中の傾眠傾向といえば，メマリー®（メマンチン）はあまりにも有名です。つまりメマリー®が効きすぎているわけですが，Lさんは80歳ですし，メマリー®は腎排泄型薬剤ですから，これは適切な用量設定がなされていない可能性があります。となると，もしかするとファモチジンも過量なのかもしれません。

　すべてのH₂受容体拮抗薬には，認知機能低下やせん妄のリスクがあり，そして腎排泄型の薬剤です[a]（**表1**）。

　僕の知り合いの精神科の医師はよく言っています。「紹介してくるなら，H₂受容体拮抗薬くらい切ってから送ってきてください」と。高齢者に対する高用量のH₂受容体拮抗薬には十分注意を払う必要があります。では，Lさんに処方されているファモチジン20mg/日は高用量なのでしょうか。ここで，「患者の腎機能がわかりません」では話になりません。

- - - -

[a]：ラフチジンは尿中未変化体排泄率が10.9％と低いため，多くの医療者が非腎排泄型薬剤と信じているが，バイオアベイラビリティが不明（吸収率も，初回通過効果を受けるかも不明）であるため，H₂受容体拮抗薬のなかで唯一，投与設計のできない薬剤。透析患者への20mg/日の投与により2名で血中濃度が異常上昇し，精神錯乱を起こしたという報告がある〔平田純生・編：腎臓病薬物療法ベーシック．調剤と情報，21（臨時増刊号）：128, 2015より〕。

表1 「特に慎重な投与を要する薬物」のリスト（胃食道逆流症）

分類	薬物（クラスまたは一般名）	代表的な一般名（すべて該当の場合は無記載）	対象となる患者群（すべて対象となる場合は無記載）	主な副作用・理由	推奨される使用法	エビデンスの質と推奨度
H₂受容体拮抗薬	H₂受容体拮抗薬	すべてのH₂受容体拮抗薬		認知機能低下，せん妄のリスク	可能な限り使用を控える。特に入院患者や腎機能低下患者では，必要最小限の使用にとどめる	エビデンスの質：中推奨度：強

〔日本老年医学会，日本医療研究開発機構研究費・高齢者の薬物治療の安全性に関する研究研究班・編：高齢者の安全な薬物療法ガイドライン 2015, メジカルビュー，2015 より〕

　医師に血清クレアチニン（SCr）を確認すると1.3mg/dLでした。日本腎臓病薬物療法学会が公開している計算ソフト「eGFR・CCr計算」[b] に，140cm，40kg，80歳の女性で，SCrを1.3mg/dLと入力すると，推算糸球体

表2 腎機能低下にあわせたメマンチン，ファモチジンの薬剤投与量

分類	薬剤名（商品名）	透析性	禁忌	腎障害	常用量 正常または軽度低下	> 80	70	60
アルツハイマー型認知症治療薬	メマンチン（メマリー錠・OD錠）	×			1日1回5mgから開始し，1週間に5mgずつ増量し，維持量として1日1回20mg			
H₂受容体拮抗薬	ファモチジン（ガスター錠・D錠）	○		○	①胃潰瘍，十二指腸潰瘍，吻合部潰瘍，上部消化管出血，逆流性食道炎，ゾリンジャーエリソン症候群：1回20mgを1日2回，朝夕食後または就寝前。1日1回40mg，就寝前も可②急性胃炎，慢性胃炎の急性増悪期：1回10mgを1日2回，朝夕食後または就寝前。1日1回20mg，就寝前も可			

- - - -

　b：日本腎臓病薬物療法学会のホームページ（https://www.jsnp.org/）にて無料公開。

濾過量（eGFR）は21.92mL/分しかありません。メマリー®もファモチジン
も明らかに過量で，どちらも1日1回10mgで十分です（**表2**）。

　Lさんのケースでは，ファモチジンをプロトンポンプ阻害薬のラベプラ
ゾールに変更するとともにメマリー®を中止し，程なく日中傾眠は改善さ
れたのでした（疑義照会，#）。

疑義照会

内容：eGFR 21.92mL/分のため，メマリー®とファモチジン
　　　　が過量。傾眠などに影響している可能性が高いため，
　　　　減量を提案。

回答：メマリー®錠20mg ➡ 中止
　　　　ファモチジンD錠20mg ➡ ラベプラゾール錠10mgへ変更

GFRまたはCcR（mL/分）						HD （血液透析） PD （腹膜透析）
	50	40	30	20	10 >	
	軽度～高度低下		高度低下		末期 腎不全	
維持量 1日1回10～20mg			維持量 1日1回10mg		維持量 1日1回10mgまで	
1日20mgを 分1～2			1回20mg 2～3日に1回 または 1日1回10mg		1日1回10mg	1日1回 10mg。 HD患者では 20mgを 週3回 HD後も可

〔日本腎臓病薬物療法学会：腎機能低下時に最も注意が必要な薬剤投与量一覧（2018年1月24日改訂，
31版）（https://www.jsnp.org/docs/JSNP-yakuzai_dosing_31.pdf）〕

4
高齢者の薬学的管理

〈Lさんの娘さんへの投薬〉

> **#** メマリー® とファモチジンの処方変更に伴う経過観察を
> 依頼する
> **S** 日中の傾眠，夜間徘徊あり
> **O** eGFR 21mL/分のため，疑義照会にてメマリー® は中止
> ファモチジンはラベプラゾールへ変更となる
> **A** 傾眠と精神面の改善が得られる可能性あり
> **P** 薬が効きすぎている可能性があり，減薬ならびに変更となった旨
> を説明
> 家庭での様子を観察し，次回医師に伝えるように
> 傾眠などの変化をチェック

▶ 誤嚥性肺炎を繰り返す患者へのACE阻害薬の提案

80歳女性のMさん。同居している娘さんだけが来局されました。

CASE

80歳女性のMさん

Rp1 レボフロキサシン錠500mg	1回1錠（1日1錠）	
1日1回　夕食後（初日のみ）	1日分	
Rp2 レボフロキサシン錠250mg	1回1錠（1日1錠）	
1日1回　夕食後（2日目以降）	4日分	
Rp3 カルボシステイン錠500mg	1回1錠（1日3錠）	
1日3回　毎食後	5日分	
Rp4 アセトアミノフェン錠300mg	1回1錠	
発熱時頓用	5回分	

・お薬手帳

日付	連絡内容	
○月△日	・他科	
	バルサルタン錠40mg	1回1錠（1日1錠）
	1日1回　朝食後	30日分

「先日まで誤嚥性肺炎で入院していましたが，微熱が続くので連れてきました。また，誤嚥性肺炎で入院になるかもしれません。ちょうど他所でもらっている血圧の薬もあと1週間くらいでなくなるので，血圧の薬も次回か

表3 「開始を考慮すべき薬物」のリスト（ACE阻害薬）

分類	薬物（クラスまたは一般名）	代表的な一般名（すべて該当の場合は無記載）	推奨される使用法（対象となる病態・疾患名）	注意事項	エビデンスの質と推奨度
ACE阻害薬	ACE阻害薬		心不全 誤嚥性肺炎ハイリスクの高血圧 （脳血管障害と肺炎の既往を有する高血圧）	高カリウム血症 （ARBとは併用しない。アリスキレン，アルドステロン拮抗薬との併用に注意） 空咳	エビデンスの質：高 推奨度：強

〔日本老年医学会，日本医療研究開発機構研究費・高齢者の薬物治療の安全性に関する研究研究班・編：高齢者の安全な薬物療法ガイドライン2015．メディカルビュー，2015より〕

らこちらでもらおうと思っています」と，来局されたMさんの娘さんよりお話を伺いました。

　これはチャンスです。p105で触れたように，エビデンスの観点からも薬理の観点からも，誤嚥性肺炎を繰り返すような患者にはARBではなく，ACE阻害薬が適しています。GLの「開始を考慮すべき薬物」にも**表3**のように推奨されています。そこで，次のような処方提案を行いました（#，トレーシングレポート）

#　繰り返す誤嚥性肺炎予防にACE阻害薬を提案する

S 微熱が続く。また誤嚥性肺炎で入院するかも

O 先日まで誤嚥性肺炎で入院
　他科より，バルサルタンの処方あり→次回よりこちらでもらう

A 誤嚥性肺炎予防にはARBよりACE阻害薬が適している

P 血圧の薬のなかには誤嚥性肺炎の予防に効果のあるものがある
　その薬を医師に提案しておきます→トレーシングレポート提出
　次回，ACE阻害薬が処方されているか確認を

4
高齢者の薬学的管理

〈トレーシングレポート〉

> 　誤嚥性肺炎で入院されていたMさんが，次回より降圧薬も一緒に処方していただくつもりである旨のお話を伺いました。現在，Mさんは他科より処方されているバルサルタン錠40mgを服用しておられます。『高齢者の安全な薬物療法ガイドライン2015』によりますと，誤嚥性肺炎ハイリスクの高血圧患者に対して，ACE阻害薬が開始を考慮すべき薬剤として取り上げられています。これはACE阻害薬の副作用である空咳を逆手にとったもので，嚥下反射，咳反射を高める効果があります。つきましては，バルサルタン錠40mgに代えて，イミダプリル錠5mgなどのACE阻害薬でのご処方の検討をお願いいたします。

1─ 嚥下能力を確認し，適切な服薬支援につなげる

　さて，この症例では確認し忘れている点が一つあります。それは，患者の嚥下能力です。投薬にあたっては，Mさんがいままでどのようにバルサルタン錠40mgを飲んでいたのかを確認しておく必要があります。特に，今回処方された薬の錠剤の大きさをみてください。レボフロキサシン錠500mg，カルボシステイン錠500mgは，どちらも錠剤のサイズが大きいため250mgを2錠で処方する医師も少なくありません。幸い，両剤とも簡易懸濁法 c が適応できるので，Mさんの嚥下能力に問題があるようならそちらを提案するといいでしょう。

　またMさんに嚥下障害があって，日頃からバルサルタン錠40mgの服薬に難儀していたとします。あなたは，嚥下障害があっても服用しやすい剤形はないかと調べてみるとバルサルタン錠40mgにはOD錠が存在し，良か

- - - -

c ：55～60℃の温湯に薬を崩壊・懸濁させる方法。この方法は本来経管投与の方法だが，この懸濁液にトロミをつけたものが，嚥下障害患者へ投薬しやすい方法として注目されている。

れと思ってこの剤形を医師に提案してそれが受け入れられたとします。そして，「水なしでも服用できます」と指導して投薬してしまいました。が，この指導は誤りです。確かにOD錠を水なしで服用しても残留感を感じることは少ないようですが，じつは咽頭に薬が残留してしまっているケースがあるのです。

　OD錠は水に溶けやすいだけでなく，苦味などをマスクして飲みやすいように作られています。その点が本当の特徴なのであって，水なしで服用するための剤形ではありません。OD錠は簡易懸濁法に向いている製剤であって，普通に服用するのであればOD錠であっても水で服用する必要があるわけです。

高齢者の薬学的管理

4 高齢者の漢方治療

前項で取り上げた『高齢者の安全な薬物療法ガイドライン2015』(以下，GL) の第12章には，漢方薬が取り上げられています（**表1**）。

▶ 認知症に対する漢方薬

1 ─ BPSDに対する抑肝散

認知症に伴う行動・心理症状(behavioral and psychological symptoms of dementia ; BPSD) に対して，あまりにも有名な抑肝散。BPSDに対して抗精神病薬で対応すると，錐体外路症状などの副作用により，日常生活動作（ADL）が低下することがあるのに対し，抑肝散ではADLの低下は生じにくいといわれています。ゆえに，使いやすく，よくみかける処方となっています。しかし，甘草の含有量は決して多くはないのに [a]，低カリウム血症の報告が散見されており，カリウム値には注意を払っておきたいところです。

> **MEMO** 低カリウム血症のある患者に対して禁忌の漢方薬
>
> 医療用漢方製剤148品目のなかで，甘草を含有しているものは109処方あります。これらの製剤のもととなる甘草の1日量は1.0〜8.0gで，グリチルリチン酸40〜320mgに相当します。特に，甘草の量が2.5g（グリチルリチン酸100mg）を超える製剤は，低カリウム血症を発現しやすくなるので注意が必要です。1日量として甘草を2.5g以上含有する製剤は，低カリウム血症のある患者には禁忌となっています。

〔プレアボイド報告評価小委員会：漢方製剤による低カリウム血症，偽アルドステロン症．日本病院薬剤師会雑誌，43：1171-1173，2007 より〕

----

[a]：ツムラ抑肝散エキス顆粒7.5gに含有される甘草は1.5g。

表1　高齢者に有用性が示唆されるわが国の医療用漢方製剤

薬剤 （クラスまた は一般名）	推奨される使用法 （対象となる病態・疾患名）	注意事項
抑肝散	認知症（アルツハイマー型，レビー小体型，脳血管性）に伴う行動・心理症状のうち陽性症状（興奮，妄想，幻覚など）を有し，非薬物療法および認知症治療薬（コリンエステラーゼ阻害薬，メマンチン；適応のある病態のみ）による効果が不十分な場合に使用を考慮する。本方剤が無効な場合あるいは緊急の対応を要する例では，リスクと必要性を勘案のうえ，抗精神病薬の使用を考慮する	甘草含有製剤であり低カリウム血症に注意する。肝機能障害を起こすことがある。まれに認知症に伴う行動・心理症状を悪化させることがある。主に陽性症状を緩和する薬物であり，陰性症状や認知機能には無効。高齢者では1日投与量の2/3程度から開始すること，レビー小体病で幻視が夜間に集中する場合は1日投与量の1/3を眠前投与でも有効性が期待できること，開始後1ヵ月ほどで必ず血中カリウム濃度を測定すること
半夏厚朴湯	脳卒中患者，パーキンソン病患者において嚥下反射，咳反射が低下し，誤嚥性肺炎の既往があるか，おそれのある場合	過敏症（発疹）
大建中湯	1. 腹部術後早期の腸管蠕動不良がある場合 2. 脳卒中患者で慢性便秘を呈する場合	間質性肺炎と肝障害の報告がある（症例数はいずれもまれ）
補中益気湯	慢性閉塞性肺疾患など，慢性あるいは再発性炎症性疾患患者における炎症指標および栄養状態が改善しない場合	甘草含有製剤であり低カリウム血症に注意する
麻子仁丸	慢性便秘，排便困難全般	麻子仁丸は穏やかに作用し，通常高齢者でも下痢などの恐れは低い

〔日本老年医学会，日本医療研究開発機構研究費・高齢者の薬物治療の安全性に関する研究研究班・編：高齢者の安全な薬物療法ガイドライン2015. メジカルビュー，2015より〕

2 ― カリウム値に影響を及ぼすのは漢方薬だけ？

　ここで症例です。80歳男性のNさん。Nさんの家族より，家族への暴言や不眠，夜間徘徊の訴えがあり，抑肝散が追加となりました。

CASE

80歳男性のNさん

Rp1	ロサルヒド® 配合錠LD	1回1錠（1日1錠）
	メマリー® 錠20mg	1回1錠（1日1錠）
	1日1回　朝食後	28日分
Rp2	抑肝散エキス顆粒	1回2.5g（1日5g）
	1日2回　朝・夕食後	28日分

BPSDの陽性症状に対して抑肝散5g/日ですから，GLどおりの処方です。医師も慎重に処方している様子が伺えます。GLでは「開始後1カ月ほどで必ず血中カリウム濃度を測定すること」となっていますから，次回はいわゆる"お薬受診"ではなく，診察（と採血）をしてもらわなければいけません。そして今回の処方の場合，抑肝散の投与量以外にも注意が必要です。そうです。ロサルヒド®（ロサルタン・ヒドロクロロチアジド）には，カリウムの排泄を促すサイアザイド系利尿薬が配合されているのです（#，**表2**）。

> **# サイアザイド系利尿薬と抑肝散の併用による低カリウム血症のリスク**
> **S** 夜中に廊下を行ったり来たりしているし，注意すると怒り出して（娘より）
> **O** 抑肝散追加，カリウム値不明
> **A** サイアザイド系利尿薬＋抑肝散→低カリウム血症のリスクあり
> **P** 吐き気や脱力感などの症状が認められた場合はすぐに受診を
> 次回受診時は採血して，カリウム値を測定してもらいましょう
> 抑肝散の服用状況，効果，副作用，採血状況をチェック

もっとも，BPSDなら何でも抑肝散というわけではありません。陰性症状なら人参養栄湯などが用いられますし，陽性症状で胃腸が弱い場合などは抑肝散加陳皮半夏 **b** が適しています。

表2 低カリウム血症を引き起こす可能性のある薬剤

分類	薬剤名など
利尿薬	ループ利尿薬，サイアザイド系利尿薬，浸透圧利尿薬
その他	インスリン，グリチルリチン含有薬（甘草含有漢方薬，グリチロン），高用量のペニシリン，テオフィリン，下剤（長期服用時）など

- - - - -

b：抑肝散に陳皮・半夏を加えると，その名のとおり「抑肝散加陳皮半夏」となる。じつは，この抑肝散加陳皮半夏はメイド・イン・ジャパンで，日本人の胃腸の弱さがこの方剤を生み出したといわれている。

3 ─ 加味温胆湯にはOTC医薬品も

また，GLの第12章には「高齢者に有用性が示唆されるが，わが国での一般的使用が困難な生薬・東アジア伝統医薬品のリスト」が示されており，そこではドネペジルに匹敵するある方剤が紹介されています（表3）。

認知症の中核症状に対して，医療用漢方製剤では釣藤散や八味地黄丸などのエキス製剤が使われていますが，ここでは煎じ薬のみとして加味温胆湯が紹介されています。しかし，じつはこの加味温胆湯，OTC医薬品にあるんです（図1）。ドネペジルなどのコリンエステラーゼ阻害薬が使えない患

表3　高齢者に有用性が示唆されるが，わが国での一般的使用が困難な生薬・東アジア伝統医薬品のリスト

薬剤 （クラスまたは一般名）	有効性のデータ	注意事項
加味温胆湯	単体でドネペジルにほぼ匹敵しうる認知機能改善作用を有し，またドネペジルとの併用で認知機能や脳血流の改善を認めた	甘草含有製剤であり低カリウム血症に注意する。煎じ薬のみ

〔日本老年医学会，日本医療研究開発機構研究費・高齢者の薬物治療の安全性に関する研究研究班・編：高齢者の安全な薬物療法ガイドライン2015，メジカルビュー，2015 上記リストより一部抜粋〕

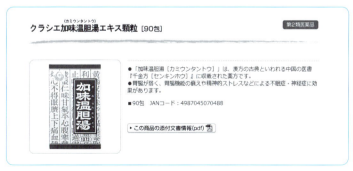

図1　クラシエ加味温胆湯エキス顆粒（第2類医薬品）
〔クラシエ：クラシエ加味温胆湯エキス顆粒（http://www.kracie.co.jp/products/ph/1201438_2220.html）より〕

者への選択肢の一つとして，このOTC医薬品も覚えておくといいかもしれません。

▶ 構成生薬からSOAPを考える

さて，GLには「高齢者に漢方を使用する際，注意を払うべき含有生薬リスト」といった便利なものも掲載されています（**表4**）。漢方薬が目の前の患者にあっているかどうかを判断するためには，証を判断する必要がありますが，この方法を習得するにはそれ相応の時間がかかります。僕もまだまだ勉強中です。

> "証はさまざまな症状を統合したもので，その症状の現われ方や，平常時の体質や体格も含めて決定する。いわば「人間の分類」である。（中略）漢方では診察して証が決まれば，治療法（薬方指示）も決まることになる。こうした診断方法は「方証相対」と呼ばれ，「証」と「治療方法」とが一体となっているのである"
>
> ── 渡辺賢治：日本人が知らない漢方の力. 祥伝社新書, pp68-69, 2012 より

でも，証まではわからなくても，その漢方薬のなかにどんな生薬がどのくらい含まれているかはすぐにわかります。附子，甘草，麻黄，黄芩，山梔子が含まれている漢方薬を投薬する際には，表4を参照してSOAPで考えればいいのです。ここにあげられている生薬には「主な副作用・理由」欄に書かれているようなリスクがあるという知識があれば，薬剤師としてフォーカスすべき話題をみつけられます（S）。さらに，「対象となる患者群」欄に当てはまる情報（O）があるのであれば，そのリスクが高いという薬学的なアセスメント（A）につながります。そして，「推奨される使用法」欄の内容に沿った行動（疑義照会や服薬指導）をすればいいのです（P）。

表4　高齢者に漢方を使用する際，注意を払うべき含有生薬のリスト

薬剤（クラスまたは一般名）	代表的な一般名（すべて該当の場合は無記載）	対象となる患者群（すべて対象となる場合は無記載）	主な副作用・理由	推奨される使用法
附子含有製剤	八味地黄丸，牛車腎気丸，桂枝加朮附湯など多数	コントロール不良の高血圧症患者，頻脈性不整脈を有する患者	口の痺れ，不整脈，血圧低下，呼吸障害	基本的に少量から開始する
甘草含有製剤	医療用漢方製剤の約70％が甘草を含有する	腎機能の低下した患者，ループ利尿薬使用患者	浮腫，高血圧，不整脈など低カリウム血症による諸症状を呈することがある	高齢者では一般に通常の2/3量程度で開始すること，少なくとも当初6カ月は1カ月ごとに血中カリウム値を確認すること。特に甘草含有量の多い芍薬甘草湯，甘草湯，桔梗湯などは基本的に頓服にとどめ，長期投与は避ける
麻黄含有製剤	麻黄湯，葛根湯など多数	コントロール不良の高血圧症患者，虚血性心疾患の患者，頻脈性不整脈の患者，排尿障害の患者	エフェドリン，偽エフェドリンを含む	減量して使用するか，桂枝湯など麻黄を含まない代替可能な漢方薬処方を考慮する
黄芩含有製剤	小柴胡湯など多数	インターフェロン使用中の患者，肝硬変の患者	単独でもまれに間質性肺炎を生じる。インターフェロンとの併用使用および肝硬変では間質性肺炎が生じやすい	インターフェロンと併用しない。肝硬変では使用しない。黄芩含有製剤を使用するときは空咳や息切れなどの症状に注意し，必要に応じて聴診や胸部X線，採血などの検査を考慮する
山梔子含有製剤	加味逍遥散など多数	長期投与患者（数年～10年以上）	静脈硬化性大腸炎を生じることがあるとされる	基本的に長期投与を避ける。数年にわたり投与する場合は消化器症状に注意し，必要に応じて大腸内視鏡などの検査を考慮する

〔日本老年医学会，日本医療研究開発機構研究費・高齢者の薬物治療の安全性に関する研究研究班・編：高齢者の安全な薬物療法ガイドライン2015. メジカルビュー，2015より〕

70歳男性のＯさん，久しぶりの来局です。

CASE

70歳男性のＯさん

Rp1 麻黄湯エキス顆粒	1回2.5g（1日7.5g）
1日3回　毎食前	3日分
Rp2 アセトアミノフェン錠200mg	1回2錠
発熱時頓用	5回分

・お薬手帳

日付	連絡内容	
	・泌尿器科	
	タムスロシンOD錠0.2mg	1回1錠（1日1錠）
	1日1回　朝食後	28日分

#　麻黄による前立腺肥大症（BPH）悪化についてのアナウンス

S 寒気と頭痛。インフルエンザの検査は陰性だったけど怪しいからすぐに飲むようにと

O 発汗（−），体温37.8℃
泌尿器科より，BPHにてタムスロシン服用中。
排尿コントロール良好

A 証はあっているしリスクは低そうだが，麻黄によるBPH悪化の可能性を伝えておこう

P 尿の出が悪くなるようなら漢方薬を中止し，受診を
発汗して体調が良くなるようなら中止可

　麻黄湯には，その名のとおり麻黄が含まれており，その主成分はエフェドリンです。表4の「対象となる患者群」には排尿障害の患者とありますが，Ｏさんの排尿状態は良く，証ともあっています。そのため，僕はBPH悪化のリスクは低いと判断し，アナウンスのみ行っています。もしもＯさんが発汗していて排尿状態も悪いようなら，疑義照会し，「推奨される使用法」でも紹介されている桂枝湯への変更を提案するといいでしょう。

　また，例えばＯさんがBPHではなくCOPD（慢性閉塞性肺疾患）で，テ

表5　麻黄湯の併用注意

- **薬剤名等**
  1. マオウ含有製剤
  2. エフェドリン類含有製剤
  3. モノアミン酸化酵素〔(MAO)阻害薬〕
  4. 甲状腺製剤(チロキシン，リオチロニン)
  5. カテコールアミン製剤(アドレナリン，イソプレナリン)
  6. キサンチン系製剤(テオフィリン，ジプロフィリン)

- **臨床症状・措置方法**
  不眠，発汗過多，頻脈，動悸，全身脱力感，精神興奮など
  が現れやすくなるので，減量するなど慎重に投与すること。

- **機序・危険因子**
  交感神経刺激作用が増強されることが考えられる。

〔ツムラ：ツムラ麻黄湯エキス顆粒，添付文書(2013年3月改訂，
第8版)より〕

オフィリンを服用していたとしましょう。その場合は併用注意ですので，
動悸や頻脈などに注意する必要があります(**表5**)。

　また，風邪薬やアレルギーの薬は眠くなると思い込んでいる患者が少な
くありません。しかし，麻黄は交感神経の刺激作用を有するために「不眠」
を引き起こすことがあります。特に，睡眠薬を服用している患者には「漢方
の風邪薬やアレルギーの薬は眠くなりません。寝る前に飲むと，寝つきを
悪くすることもあります」とアナウンスしておくといいでしょう。

4
高齢者の薬学的管理

Column④　SOAPで一番難しいのは？

　SOAPで一番難しいのはどれ？　そう問われたとして，あなたならどう答えるだろうか。

　SOAPに慣れていない方は，Aと回答するケースが断然多い。思考そのものを言語化することに慣れている人は少ないだろうから，当然といえば当然だ。だから，Aが書けない人にはPを導いた理由を考えてもらう。どのように考えてその服薬指導を行ったのか，そういった思考をAとして再生すればいいわけだ。

　これは薬剤師の教育という面でもすばらしいことだ。その薬剤師がどういう考えをもとに行動を起こしたのかを，薬歴だけで理解することができる。学生や後輩に投薬を見学してもらい，そしてすぐにそこでつけた薬歴をみてもらえばいい。こんな実践的な教育方法が他にあるだろうか。

　質問に戻ろう。僕の薬歴の講演を聴かれた方に同様の質問を行うと，その回答の多くはOとなる。Oは服薬指導の方向性を決めるもので，患者に応じた服薬指導を展開するための鍵概念である，との説明を理解したからだろう。本当の意味でのOを書けない人は多い。新しい認識を得て，変わろうとしている人に対して，追い打ちをかけるように僕はこう展開して，次の勉強法の講演につなげていく。「じつは，僕が一番難しいと感じているのはSなんです」と。

　患者から，「今日のSはこれです」と言ってくれるわけではない。もちろんSはこちらでフォーカスしている。Sは薬剤師として焦点を当てた話題だった。患者との会話のなかでSOAP思考を発動させるためには，焦点を当てるためには，どうすればいいのか。そもそも焦点を当てたときには，すでに仮のAを想定しているのだった。そう，Sを導くためには薬剤師としての知識や経験がなければできっこない。仮のAを想定することができず，フォーカ

134

スできないわけだ。ゆえに，僕にとって一番難しいのはSであり，Sを導くためには勉強するしかない，とこうなるわけだ。

僕の薬歴の講義を受けた学生のレポートにもこうあった。「講義のなかで出てきた例のほとんどで，患者さんにとって最も重要となる"S"の抽出がわからなかった」。鋭い学生だ。いまの学生はアルバイトに忙しく，朝から眠そうだが，レポートでは核心をついてきたりするから侮れないし，将来が楽しみでもある。

さて，その答えだが，薬剤師ならば薬学を学び続けるしかない。知識と経験がそれを可能にするのだから。そのためには薬学を楽しいと感じる必要があるだろう。しかし，楽しむことは，決して容易なことではないのだ。

"ラッセルはこんなことを言っている。「教育は以前，多分に楽しむ能力を訓練することだと考えられていた」。ラッセルがこう述べることの前提にあるのは，楽しむためには準備が不可欠だということ，楽しめるようになるには訓練が必要だということである"
——國分功一郎：暇と退屈の倫理学 増補新版. 太田出版，p356, 2015 より

4
高齢者の薬学的管理

memo

chap. 5 薬歴から学ぶ

　「患者のケアの良し悪しは，ケアに関与する人々の教育の高さで決定される。その教育を高めるには，良い記録に負うところが大きい」とL.L. Weed博士は言いました。つまり，薬歴は良い教育材料なのです。これを使わない手はありません。

　薬歴をベースに勉強をするといったとき，真っ先にイメージをするのは症例検討会でしょうか。そして，それを通して，より最適な次回のケアプランを作成していく。患者にとってベストなものを求めていく。そうです，この一連のサイクルこそがPOS (Problem Oriented System) とよばれるものでした。

　しかし，薬歴の教育材料としての利用方法は，それだけではありません。この章では，僕がどのように薬歴を，僕たちのために使っているのか。それを紹介していきたいと思います。

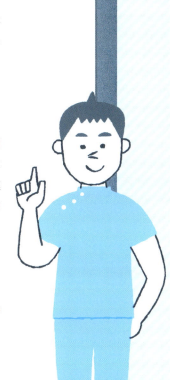

薬歴から学ぶ

1 薬歴を研修資材にする

　薬歴をどのように僕たちの教育資材として用いればよいのでしょうか。一番簡単な方法は，他の薬剤師がつけた薬歴を読むことです。そして最も理想的な方法は，投薬の場面を見学し，その場でつけた薬歴をすぐに参照することでしょう。

　僕は実習生に対して，よくこの手法をとります。SOAP形式でつけられた薬歴，そこにはみているだけではわからない"なぜ，その服薬指導をするに至ったのか"という薬剤師の考えが記載されています。もちろん実際の現場において，そういう状況を実現することは時間的にも人員的にも難しいといった声もあるでしょう。それでも薬歴を読み込むことは重要です。良いアウトプットにつながるヒントや服薬指導の今後の課題が，そこには埋もれているからです。しかも，そのヒントや課題は，紛れもないあなたの薬局でのものなのですから。

　そして，ただ読むだけでなく，その薬歴がどうやっていまの状況になっているのかを，必要に応じて個人情報がわからないように加工し，他の薬剤師に紹介してみましょう。僕の薬局では毎月持ち回りで，こういうアウトプットの時間を作っています。その発表が，POSのサイクルを回すこともあれば，そうならないこともありますが，良い勉強にはなっています。

▶ 薬を服用するリスクと中断する不安

CASE

①80歳女性のPさん	
Rp1 カンデサルタン錠8mg	1回1錠（1日1錠）
ドネペジルOD錠5mg	1回1錠（1日1錠）
1日1回　朝食後	21日分
Rp2 酸化マグネシウム錠330mg	1回1錠（1日3錠）
ジフェニドール錠25mg	1回1錠（1日3錠）
1日3回　毎食後	21日分
Rp3 ステーブラ®OD錠0.1mg	1回1錠（1日1錠）
センノシド錠12mg	1回2錠（1日2錠）
1日1回　就寝前	21日分

　Pさんの薬歴を紹介します。Pさんは，軽度認知症にてドネペジルを服用しています。こういう患者に対して抗コリン作用を有する薬剤を投薬する際には，さらなる認知機能の悪化が気になってしまいます。認知機能の低下には，単剤の抗コリン作用の強弱だけではなく，併用薬もあわせた総コリン負荷が関与するからです（図1）。

　過去にも抗コリン薬による認知症の悪化を懸念して，夜間頻尿に対して処

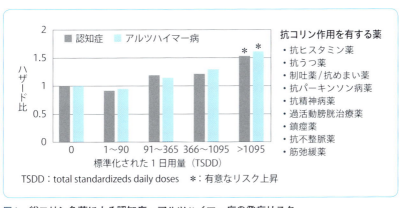

図1　総コリン負荷による認知症・アルツハイマー病の発症リスク
〔Gray SL, et al：JAMA Intern Med, 175：401-407, 2015 より〕

方されたベシケア®（ソリフェナシン）をベタニス®（ミラベグロン）へと変更したものの，動悸が出現してうまくいかず，現在は少しでも抗コリン負荷を減らそうと，ステーブラ®の就寝前1回投与にてリスクの軽減を図っています [a]。

それから，患者からのめまいの訴えに対して，ジフェニドールが追加となりました。現在，Ｐさんはめまいを感じることはないそうですが，その後もジフェニドールの処方は継続されています。さらに，口がカラカラするという理由でガムを噛むようになったこと，酸化マグネシウムの投与量が2錠から3錠へと増えていることから，ジフェニドール追加による副作用と思われる口渇と便秘の悪化が起きている可能性があります。また，処方医も「めまいがなければジフェニドールはやめてもいい」と提案していますが，「まためまいが起こったら怖い」という不安感からＰさん自身が自ら進んで服用を継続している状況です。

そこで，Ｐさんにジフェニドールの漫然投与によるリスクである"認知機能の悪化"と，ジフェニドールを飲まないことによる"不安"を天秤にかけてもらうことにしました（#）。

#　ジフェニドール服用によるリスクと中断による不安を天秤にかけてもらう

S めまいはもう感じないし，先生も「めまいの薬はやめても構わない」と言ってくれているけど，まためまいが起きたら怖いので続けて飲んでいる

O 口がカラカラでガムを噛んでいる。
ジフェニドール追加後に酸化マグネシウムの用量↑
認知症治療中

A ジフェニドール継続のリスクを提示して，中断を決断してもらおう

P ジフェニドールは口渇，便秘悪化の原因で，さらには認知症にも悪影響が考えられる

R そーなの？　先生も「やめていい」って言っているし，一度試してみるわ

　ジフェニドールの服用状況をチェック

PさんのRをみる限り，今回の服薬指導は期待できそうです。単独でみると，ジフェニドールの抗コリン作用は弱いものの，認知機能の低下には，服用している薬の総コリン負荷が問題となるわけですから，Pさんに対しては今後も抗コリン作用を有する薬が漫然と投与されないよう注意を払っていくことになりました。また，ここで登場した薬以外にも，僕の薬局で漫然投与が問題となりそうな抗コリン作用を有する薬，例えばチザニジンやメトクロプラミド，抗ヒスタミン薬，H_2受容体拮抗薬といった具体的な薬剤名とそのリスクスケールをみんなで確認しました（**表1～2**）。

表1　抗コリン作用を有する薬剤

分類		薬剤名（主な商品名）
抗ヒスタミン薬		すべての第一世代抗ヒスタミン薬〔クロルフェニラミン（アレルギン），ジフェンヒドラミン（レスタミン）など〕
抗うつ薬	三環系	イミプラミン（イミドール，トフラニール），クロミプラミン（アナフラニール），アミトリプチリン（トリプタノール）など
	SSRI	パロキセチン（パキシル）
制吐薬		プロクロルペラジン（ノバミン），メトクロプラミド（プリンペラン）
抗めまい薬		ジフェニドール（セファドール），ジフェンヒドラミン・ジプロフィリン（トラベルミン）
抗パーキンソン病薬		トリヘキシフェニジル（アーテン），ビペリデン（アキネトン）
抗精神病薬	フェノチアジン系	クロルプロマジン（コントミン），レボメプロマジン（ヒルナミン，レボトミン）など
	第一世代（非定型）	オランザピン（ジプレキサ），クロザピン（クロザリル）
過活動膀胱治療薬（ムスカリン受容体拮抗薬）		オキシブチニン（ポラキス），プロピベリン（バップフォー），ソリフェナシン（ベシケア）など
鎮痙薬		アトロピン，ブチルスコポラミン（ブスコパン）など
抗不整脈薬		ジソピラミド（リスモダン）
その他	H_2受容体拮抗薬	すべて〔シメチジン（タガメット），ラニチジン（ザンタック）など〕
	筋弛緩薬	チザニジン（テルネリン）

- - - - -
a：ステーブラ®の1日1回投与は適応外。

表2 抗コリン作用リスクスケール

	薬剤名 (主な商品名)	
3点	• アミトリプチリン (トリプタノール) • アトロピン製剤 • イミプラミン (トフラニール) • オキシブチニン (ポラキス) • クロルフェニラミン (ポララミン) • クロルプロマジン (コントミン) • シプロヘプタジン (ペリアクチン) • ジサイクロミン (コランチル)	• ジフェンヒドラミン (レスタミン) • チザニジン (テルネリン) • ヒドロキシジン (アタラックス) • ヒドロキシジンパモ酸塩 (アタラックス -P) • スコポラミン製剤 (ロートエキス) • フルフェナジン (フルメジン) • ペルフェナジン (ピーゼットシー)
2点	• アマンタジン (シンメトレル) • オランザピン (ジプレキサ) • クロザピン (クロザリル) • ノルトリプチリン (ノリトレン) • シメチジン (タガメット) • セチリジン (ジルテック)	• ロラタジン (クラリチン) • トリプロリジン (ベネン) • トルテロジン (デトルシトール) • プロクロルペラジン (ノバミン) • ロペラミド (ロペミン) • バクロフェン (ギャバロン)
1点	• エンタカポン (コムタン) • レボドパ・カルビドパ (ネオドパストン) • クエチアピン (セロクエル) • リスペリドン (リスパダール) • ハロペリドール (セレネース) • セレギリン (エフピー) • プラミペキソール (ビ・シフロール)	• トラゾドン (デジレル, レスリン) • ミルタザピン (リフレックス, レメロン) • パロキセチン (パキシル) • メトカルバモール (ロバキシン) • メトクロプラミド (プリンペラン) • ラニチジン (ザンタック)

• 認知機能の低下には, 単剤の抗コリン作用の強弱ではなく, 併用薬の総コリン負荷が関与する。
どの薬剤でもよいのなら, 同じ薬効群でなるべく点数の低いものを選択したい。

〔Rudolph JL, et al：Arch Intern Med, 168：508-513, 2008 より一部改変〕

▶ ふらつきとめまいは違う症状？

もう一つ症例です。偶然にも, こちらもめまいに関する症例でした。

CASE

②70歳男性のQさん

Rp1	クロピドグレル錠50mg	1回1錠 (1日1錠)
	テルミサルタン錠20mg	1回1錠 (1日1錠)
	1日1回　朝食後	28日分
Rp2	イフェンプロジル錠20mg	1回1錠 (1日3錠)
	テプレノンカプセル50mg	1回1カプセル (1日3カプセル)
	1日3回　毎食後	28日分
Rp3	ラフチジン錠10mg	1回1錠 (1日1錠)
	1日1回　夕食後	28日分

Qさんには脳梗塞の既往があり，ときどきふらつきや頭痛を訴えています。最近では物忘れも気になるようです。残薬を確認するとテプレノンはない一方，イフェンプロジルだけが残っていました。服薬状況を確認すると，「テプレノンはちゃんと飲んでいるが，めまいはないのでイフェンプロジルは（勝手に）止めている」とのことでした。

明らかにイフェンプロジルの薬識に問題があり，またQさんの症状から考えるとイフェンプロジルは効果が期待できる状況にあります。そこで，Qさんのイフェンプロジルの薬識ケアを行いました（#）。

> **＃　イフェンプロジルの薬識をケアし，服薬を継続する**
> **S** めまいはないから，じつは，これ（イフェンプロジル）は飲んでない
> **O** 脳梗塞歴（＋），ときどきふらつきや頭痛があり，最近は物忘れもある
> **A** イフェンプロジルの薬識に問題があり飲めていないが，症例的にはあっており，いまの症状も緩和する可能性あり
> **P** めまいだけでなく，脳の血液の循環を良くすることでさまざまな症状に使用されます
> ふらつきや頭痛はもちろん，物忘れにも効果があるかもしれません
> ただし，続けて服用しておかないと効果は期待できません
> **R** めまいの薬かと思っていたよ
> イフェンプロジルの服用状況をチェック

これは面白い症例でした。Qさんにとって，ふらつきはめまいではないのですね。だから，めまいの薬と紹介されても自己中断しているのでした。しかし，なぜQさんはイフェンプロジルをめまいの薬と認識していたのでしょうか。その原因は，薬剤情報提供書にありました。薬剤情報提供書に「めまいを改善する薬です」と記載されていたのです。モサプリドの例と同じ構造の問題ですね（p56を参照）。

じつは，先発品（セロクラール®）の薬剤情報提供書には「脳血流を良くしてふらつきやめまいを改善する薬です」とメンテナンスをしていたのです。ですが，ジェネリックのほうはデフォルトのままだったため，今回の問題

5
薬歴から学ぶ

が起きてしまったというわけです。現在，政策誘導によって，ジェネリックの使用がどんどん増えています。新しいジェネリックを採用したときには薬剤情報提供書のメンテナンスを忘れないようにしましょう。

　また，Qさんは物忘れが気になっているのに，H₂受容体拮抗薬であるラフチジンが漫然投与されています **b** 。さらに，クロピドグレルとイフェンプロジルといった抗血小板作用のある薬剤が併用されていることも考慮に入れると，H₂受容体拮抗薬ではなく，プロトンポンプ阻害薬（PPI）が適しているように思われます。ということで，その後トレーシングレポートにて，ラフチジンからラベプラゾールなどのPPIへの変更を処方提案することになりました。

〈トレーシングレポート〉

> 1．当局の薬剤情報提供書の不備により，イフェンプロジルを単なるめまいの薬と認識され，自己中断されていました。申し訳ございません。今後，服用状況は改善するものと思われます。
> 2．Qさんは最近，物忘れが気になっているようです。『高齢者の安全な薬物療法ガイドライン2015』によると，すべてのH₂受容体拮抗薬に認知機能低下のリスクがあるとのことです。また，クロピドグレルやイフェンプロジルといった抗血小板作用のある薬を服用していますので，ラフチジンからラベプラゾールなどのPPIへの変更はいかがでしょうか。ご検討のほど，よろしくお願いいたします。

- - - -
b：p120の表1を参照。

memo

薬歴から学ぶ

症例ベースの問題に取り組む

　僕の薬局では，月に一度，病態・薬剤と薬歴の勉強会を開いています。その勉強会の名前を「POS勉強会」といいます。会の名前というのは意外に大事です。名は体を表すというように，いちいちどんな会なのかを説明する必要がなくなります。僕みたいに同時にいくつもの勉強会を運営していると，これは案外馬鹿にできません。また，名前のないものは残らない。つまり，続かないのです。POS勉強会の開催は2018年6月現在，110回を数えます。

　さて，POS勉強会の流れですが，まず僕が作成した病態・薬剤に関する資料と症例ベースの問題（3～4問）を会の開催2週間前までに配布しておきます。参加者は，配布された資料を参考に問題の症例に対し，どう考え，どう服薬指導をするのかをSOAP形式の薬歴として記載します。その際，不足しているデータを想像で補うことを可としています。つまり，Oを自由に追加するのです。そうです。p98でみたようにOは服薬指導の方向性を定めるものでした。ということは，患者の状況に応じいろいろなSOAP形式の薬歴が出揃うことになるのです。当日は，それを持ち寄って3～4名のスモールグループディスカッションを行います。

　まず会の始めに，各グループで司会，書記，発表者の3役を決めます。司会を中心に各人が持ち寄った薬歴を比べ，吟味し，発表に値するものにまとめていきます。この過程で，"こういう視点が必要なのか"，"そういう可能性もあるな"など，とにかく一つの症例に対してたくさんの経験をする

ことになります。そうやって，症例の経験値を積み上げることによって，実際の投薬場面でもたくさんの可能性（仮のA）が想定できるようになります。ということは，自然と質問力も向上するのです。さらに発表に対しては，他のグループからの意見も加わり，質の高い薬歴に仕上がっていきます。

書記はグループの発表内容を書き留めるだけでなく，他のグループからの意見も考慮し，修正を加えたうえで薬歴をPOS復習係に提出します。復習係は次回のPOS勉強会で，再度症例に対する薬歴を紹介します。これは，単に復習や記憶の喚起だけが目的ではなく，夜に開催される勉強会に参加できないパート薬剤師のための自己学習資料としての役割も担っています。

▶ 骨粗鬆症の不安を抱えた糖尿病患者へのアプローチ

前置きが長くなりました。実際に使用した症例ベースの問題をみていきましょう。問題は実際の薬歴をヒントに作っています。

CASE

①58歳女性のRさん

フェイスシート
- 他科受診：心療内科
- 併用薬：パニックのため，パロキセチン併用
- 肝・腎機能：問題なし
- タバコ（＋），アルコール（＋）

定期処方
| Rp1 | ジャヌビア®錠50mg | 1回1錠（1日1錠） |
| | 1日1回　朝食後 | 28日分 |

追加処方
| Rp2 | ピオグリタゾン錠15mg | 1回1錠（1日1錠） |
| | 1日1回　朝食後 | 28日分 |

患者のコメント：「HbA1cが上がっているから1つ増やすって。『体重を増やさないように』と言われた。あと，『浮腫があったら来なさい』って」
「じつは30代で婦人科疾患の手術をして骨量が少ないの。糖尿病は病気自体が骨粗鬆症になるのよね？　薬は大丈夫なの？」

その他の情報：HbA1c 8.0%（2ヵ月前：7.2%），朝以外は飲み忘れの多い患者

Q1. 薬歴を書いてみよう

5
薬歴から学ぶ

147

「いまどき，ピオグリタゾン？」，そんな声が聞こえてきそうです。僕が医師でも，そんなに使う機会はないように思います。でも実際には，糖尿病や循環器の医師から処方されてくるのですから，問題のある薬こそ，その処方箋を受け付けたときにどう対応するべきなのかをきちんと押さえておく必要があります。医師から意見を求められたときや意見を言わなければならないシチュエーションだけではなく，処方箋に基づいて服薬指導を行う際に，その薬物療法を少しでも安全なものにすることも僕らの仕事なのです。

あるグループの発表は次のようなものでした（#1〜2）。

#1　ピオグリタゾンの初回服薬指導
S HbA1cが上がっているから薬を一つ増やすって。「体重増やさないように」と言われた

O HbA1c 8.0％のためピオグリタゾン追加，医師より浮腫時は受診と指示あり

A ピオグリタゾンの初回服薬指導

P インスリンを効きやすくして血糖値を下げます。浮腫がでることがあり，1週間で2〜3kg体重が増えるようなら連絡してください

#2　骨折リスク低減へのアプローチ
S じつは30代で婦人科疾患の手術をして骨量が少ないの。糖尿病は病気自体が骨粗鬆症になるのよね？ **a**　薬は大丈夫なの？

O ピオグリタゾン追加，HbA1c 8.0％，タバコ（＋）

A 骨折リスク↑のため，リスク低減を図る指導が必要

P 血糖コントロールが悪いと骨折リスクが上がります。まずは薬をしっかり飲んで血糖値低下を。タバコもやめたほうがよいでしょう
　医師と相談しておくと約束→トレーシングレポート提出

- - - - -
a ：糖尿病は骨密度に依存せずに骨折リスクを上昇させる。その原因は骨質の劣化といわれており，糖尿病のほかにもステロイドや飲酒，タバコ，そして関節リウマチもその原因とされている。

〈トレーシングレポート〉

> 30代で婦人科疾患の手術をしたため骨量が少なく,骨粗鬆症に対して不安があるようです。ピオグリタゾンは長期内服で骨量を減少させる報告がありますので,1日1回でも効果のあるメトホルミン,またはSU薬を検討してはいかがでしょうか? よろしくお願いします。

　少々雑ですが,薬歴としては体を成しています。初回服薬指導(#1)は,薬剤師として必ず行わなければならない指導ですから,ある程度,定型文化することは致し方ありません。この患者が他にプロブレムを抱えていないようなら,これだけでいいわけです。しかし,このRさんは明らかに不安を抱えています。ここにこそ,アプローチすべきでしょう[b]。

　その#2ですが,僕はこの発表を聞いておおいに不満でした。あまりに医師へ遠慮しすぎなのではないか,と。そんな僕の心情を読み取ったかのように,違うグループからは次のような意見があがったのでした。

「せっかく薬剤師を信頼して打ち明けてくれたのに,対応が甘いのでは?」
「患者の不安に対して,正面から向き合っていない」
「トレーシングレポートが弱い。骨量減少ではなく,骨折リスクが上昇とするべき」

　なるほど,そのとおりだと僕も思いました。そこで,僕が前もって配布していた資料を一緒に確認することにします。日本骨代謝学会の『骨粗鬆症の予防と治療ガイドライン2015年版』から資料を引用・作成しています(**表1**)。

----
b：電子薬歴の問題で薬歴を一つしか入力できないのなら#2を記載すべきで,#1は簡条書きのフリー入力で構わない。

表1 生活習慣病関連治療薬は骨粗鬆症のリスクを高めるか—チアゾリジン薬

> チアゾリジン薬が活性化する PPAR γ (peroxisome proliferative-activated receptor-γ) は，脂肪分化を促進すると共に骨形成を抑制する。臨床的な骨折リスクを上昇させることがADOPT試験において初めて報告された。その後行われたメタアナリシスの結果，わが国で使用されているピオグリタゾンを含むチアゾリジン薬の使用により，末梢骨を中心に骨折が閉経後女性で増加することが報告された。その一方，男性での影響は少ないとされている。国内での検討でも，閉経後女性においてチアゾリジン薬服用者は有意に椎体骨折有病率が高いが，男性では差を認めなかった。

〔骨粗鬆症の予防と治療ガイドライン作成委員会・編：
骨粗鬆症の予防と治療ガイドライン 2015年版．ライフサイエンス出版，2015より〕

骨形成の抑制は薬理的に説明できる現象で，閉経後女性で骨折リスクが上昇するとあります。また，「複数の臨床研究において，治療薬であるチアゾリジン薬が女性の末梢骨骨折リスクを1.5〜2.5倍に増加させることが報告されている」との記載もあります。ここまでちゃんと勉強していたら，この患者の力になってあげたいと思わないほうがおかしい，と僕は思います。

ガイドラインは叡智の結晶です。薬に関する部分だけでも押さえておくべきでしょう。このピオグリタゾンによる骨折を，添付文書でみるとどうでしょうか。「外国の臨床試験で，うんぬんかんぬん…」と小さな字で記載されています(**図1**)。これだけの情報で行動変容につながるでしょうか。

僕は拙著『薬局で使える実践薬学』のなかで，次のように書きました。

> "専門職のコミュニケーション不足の本当の原因は，その専門的な知識の絶対的な不足にある"
> ── 山本雄一郎：薬局で使える実践薬学．日経BP社，2017より

この文章は"患者のアドヒアランス向上のために"といった文脈で書いたものでしたが，薬剤師が疑義照会という行動をとれないことも，やはり専門的な知識の絶対的な不足にある，と僕は思います。

7)その他	LDH及び CK(CPK) の上昇[注6]	BUN及びカリウムの上昇，総蛋白及びカルシウムの低下，体重及び尿蛋白の増加，息切れ	関節痛，ふるえ，急激な血糖下降に伴う糖尿病性網膜症の悪化	骨折[注7]，糖尿病性黄斑浮腫の発症又は増悪[注8]

注2）血液検査を定期的（3ヵ月に1回程度）に行うこと。
注3）「重要な基本的注意(2)」の項参照
注4）このような場合には投与を中止すること。
注5）発現頻度：AST（GOT）0.86%（11/1,272例），
　　　ALT（GPT）0.94%（12/1,276例），AL-P 0.47%（6/1,272例），
　　　γ-GTP 095%（12/1,263例）
注6）LDH上昇（5.63%，71/1,261例）やCK（CPK）上昇（5.00%，61/1,221例）があらわれることがあるので，異常が認められた場合には，再検査を行うなど観察を十分に行うこと。
注7）外国の臨床試験で，女性において骨折の発現頻度上昇が認められている。
注8）浮腫，体重増加に伴ってあらわれることがある。視力低下等の異常が認められた場合には黄斑浮腫の可能性を考慮し適切な処置を行うこと。

図1　ピオグリタゾンの副作用（骨折）
〔武田薬品工業株式会社：アクトス，添付文書（2017年6月改訂，第31版）より〕

▶ 専門的な知識の習得が，そのまま患者のための行動へとつながる

　さて，この問題，じつはこれで終わりではありません。出題者としては，こちらの意図が全部わかられてしまうと，それはそれで嬉しいのですが，何というか面白くありません。そこで，ある仕込みを施しておきました。フェイスシートにはこうあります。

・他科受診：心療内科
・併用薬：パニックのため，**パロキセチン併用**

表2　その他に骨折リスクを高めることが懸念される薬はあるか

　抗不安薬，睡眠薬ならびに抗うつ薬の使用による，骨折リスクの上昇が知られ
ている。うつ病そのものが転倒を含めた骨折の危険因子となるが，特に選択的セ
ロトニン再取り込み阻害薬（SSRI）はメタアナリシスの結果，骨密度，抑うつな
どの因子で補正しても有意な骨折増加を示した。セロトニン・ノルアドレナリン
再取り込み阻害薬（SNRI）も含めた10年間のコホート研究では，50歳以上の
SSRI/SNRI使用者の骨折リスクは1.68倍と報告された。抗痙攣薬は肝臓でのビ
タミンD代謝促進や易転倒性により，骨折リスクを上昇させるとの報告がされて
きた。さらには，ガバペンチンやレベチラセタムなどのチトクロームP450に作
用しない新規の抗痙攣薬でも骨折リスクが上昇するとの報告もされている。

〔骨粗鬆症の予防と治療ガイドライン作成委員会・編：
骨粗鬆症の予防と治療ガイドライン2015年版.ライフサイエンス出版,2015より〕

表3　骨折リスクを高めることが懸念される薬のまとめと評価

　チアゾリジン薬は，閉経後女性において骨量を減少させ骨折リスクを高める（レ
ベルⅡ）。SSRIは骨折リスクを高める（レベルⅠ）。プロトンポンプ阻害薬（レベ
ルⅣa），抗痙攣薬（レベルⅣb）ならびにループ利尿薬（レベルⅣa）は，長期間
の使用により骨折リスクを高める可能性がある。抗凝固薬ならびに抗うつ薬の骨
折リスクについては今後の検討が必要である。

〔骨粗鬆症の予防と治療ガイドライン作成委員会・編：
骨粗鬆症の予防と治療ガイドライン2015年版.ライフサイエンス出版,2015より〕

　パロキセチンです。飲み合わせではありません。『骨粗鬆症の予防と治療
ガイドライン2015年版』の先を覗いてみましょう（**表2**）。

　50歳以上のSSRIあるいはSNRI使用者の骨折リスクは1.68倍とありま
す。機序はわかりませんが[c]，じつはピオグリタゾンよりもSSRI，SNRI
のほうが気をつけなければならない薬なのかもしれません（**表3**）。Oにパロ
キセチン服用中と加えることができたなら，アセスメントはさらに薬剤師
の行動を促す方向へと向かったものになったはずです。そう，専門的な知
識があればあるほど，患者のための行動へとつながるはずなのです。

- - - -

[c]：SSRIが骨粗鬆症を引き起こす機序として，脳内セロトニン上昇を介したものとそれとは別の
　　2つのメカニズムによって骨代謝に変化が生じるとの報告がある（Ortño MJ, et al：Nature
　　Medicine, 22：1170-1179, 2016より）。

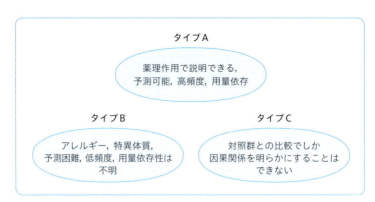

図2　古典的な副作用の分類
〔山本雄一郎：処方提案を実践するための方法論（薬理学，薬物動態学などの観点から）．こうすればうまくいく！　薬剤師による処方提案（青島周一・編著），中外医学社，p37, 2017より〕

　さて，余談になりますが，このピオグリタゾンやSSRIによる骨折を副作用機序別分類で分類しようとするとうまくいきません．どちらもその機序を薬理的に説明できないこともありませんが，後づけの感が否めません．こういうときは古典的な副作用の分類のほうがしっくりときます（**図2**）．

　簡単にいうと，タイプAはその機序や原因が推定できる副作用，タイプBはアレルギーや特異体質に起因する副作用．そして，注目すべきはタイプCです．これは対照群との比較でしか因果関係が特定できない副作用で，ピオグリタゾンやSSRIによる骨折はこのタイプCということになります．このタイプCは添付文書に記載されていてもその扱いは小さいことが多く，ガイドラインや論文情報を押さえておく必要があるのはこれまでみてきたとおりです．また，QOLに直結するものや，例えば心イベントなどの特定の臓器のイベントは減らす一方，死亡率やがんが増えてしまうといった本質的なものもあるため重要です．

薬歴から学ぶ

学んだことを薬歴に還元する
―― ハイリスク薬SSRI/SNRIのリスク

さて，前項の最後に登場したSSRI/SNRIですが，じつは僕がいま一番注意を払っている薬効群なんです。その理由の一つは，先ほどみてきた骨折リスクの上昇です。しかもその機序はわからず，それゆえか，リスクのわりにはあまり知られていません。ここでは，その潜在的なリスクの面を一つずつ紹介していきたいと思います。

▶ SSRI/SNRI併用による出血リスク

まずは，SSRI/SNRIによる出血リスクです。SSRI/SNRIは血小板においてもセロトニンの取り込みを阻害します。つまり，SSRI/SNRIは血小板への直接的な作用によって出血を引き起こすことが知られています（**表1**）。ただし，単剤でのリスクはそれほど高くはありません。問題は，抗血小板薬などとの併用です。こんなデータがあります（**図1**）。

急性心筋梗塞後に抗血小板薬を投与されている大うつ病患者において，アスピリンによる出血のハザード比を1.00としたとき，DAPT（アスピリン

表1　デュロキセチンの副作用（血液）

- 頻度1%未満
  ヘモグロビン減少，赤血球減少，ヘマトクリット減少，鼻出血
- 頻度不明
  異常出血（斑状出血，胃腸出血など），白血球減少

〔塩野義製薬株式会社：サインバルタ，添付文書
（2016年12月改訂，第11版）より〕

154

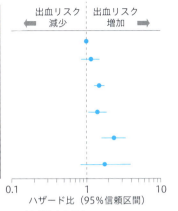

分類	ハザード比 （95%信頼区間）
アスピリン（reference）	1.00
クロピドグレル	1.15 (0.87-1.51)
アスピリン+クロピドグレル	1.49 (1.28-1.75)
アスピリン+SSRI	1.42 (1.08-1.87)
アスピリン+クロピドグレル +SSRI	2.35 (1.61-3.42)
クロピドグレル+SSRI	1.76 (0.83-3.73)

- SSRIの種類による抗血小板薬併用時の出血リスクに統計的有意差なし
- 急性心筋梗塞後に抗血小板薬を投与されている大うつ病患者では、SSRIによる効果と出血リスクを比較検討するとともに、薬物相互作用の可能性を評価して薬を選択する必要がある

図1 急性心筋梗塞後のSSRIと抗血小板療法併用による出血リスク
〔Labos C, et al：CMAJ, 183：1835-1843, 2011より〕

+クロピドグレル）療法でハザード比1.49（95％信頼区間：1.28-1.75）となっています。当然でしょう。一方、アスピリンとSSRIの併用においてもハザード比1.42（95％信頼区間：1.08-1.87）と、SSRIが加わることでDAPT療法並みにまでリスクが上昇しており、これは無視できない結果です。さらに、DAPT+SSRIともなると、そのハザード比は2.35（95％信頼区間：1.61-3.42）にもなってしまいます。

またSSRI/SNRIによる出血は薬理作用より説明できることから、先のデータでは有意差はないものの、それらのセロトニン再取り込み阻害作用が強いものほどリスクが高くなることが想像できます[a]。であるならば、

----
[a]：Meijer WE, et al：Arch Intern Med, 164：2367-2370, 2004

表2 各抗うつ薬におけるセロトニン再取り込み阻害能

阻害の程度		薬剤
強い	SSRI	パロキセチン，セルトラリン，fluoxetine
	SNRI	デュロキセチン
	三環系	クロミプラミン
中間	SSRI	エスシタロプラム，citalopram，フルボキサミン
	SNRI	ベンラファキシン
	三環系	イミプラミン，アミトリプチリン
弱い	NaSSA	ミルタザピン
	SNRI	nefazodone
	三環系	desimipramine, opipramol, ノルトリプチリン, doxepin, ドスレピン
	四環系	マプロチリン，ミアンセリン
	その他	moclobemide，トラゾドン

〔Aarts N, et al：Stroke, 45：1951-1957, 2014 より〕

　気をつけるべきSSRI/SNRIは，パロキセチン，セルトラリン，デュロキセチンということになります（**表2**）。ワルファリンとの併用における脳内出血リスクをみたものでも，この傾向を裏づけるデータが存在します **b** 。こちらのデータでは，SSRI＋抗血小板薬併用においては脳内出血リスクを増やさないものの，SSRI＋ワルファリン併用においてそのリスクを実質的に増加させる可能性を示しています。また，セロトニン再取り込み阻害作用の弱い抗うつ薬に比べ，阻害作用の強い抗うつ薬のほうがそのリスクは高いのです。

　SSRI/SNRIとワルファリンの併用による出血は，SSRI/SNRIのチトクロムP450（CYP）2C9阻害によるワルファリンの代謝抑制と考えられがちですが，それだけではありません。むしろ，結果はそれとは異なるものになっているわけです。例えば，フルボキサミンからCYP2C9阻害作用のないデュロキセチンを提案したとします（**表3**）。しかし，デュロキセチンのほうがセロトニン再取り込み阻害作用は強く，先ほどのデータをみる限り，脳内出血のリスクはかえって高くなってしまうかもしれないわけです。

- - - -
b：Renoux C, et al：JAMA Neurol, 74：173-180, 2017

表3 第二世代抗うつ薬の薬物相互作用に関わる薬物動態学的特性

薬剤名（主な商品名）	CYP 1A2	CYP 2B6	CYP 2D6	CYP 2C8/9	CYP 2C19	CYP 3A4
デュロキセチン（サインバルタ）	−	−	＋＋	−	−	−
エスシタロプラム（レクサプロ）	−	−	＋	−	−	−
フルボキサミン（デプロメール）	＋＋＋	＋	＋	＋	＋＋＋	＋
パロキセチン（パキシル）	＋	＋＋	＋＋＋	＋	＋	＋
セルトラリン（ジェイゾロフト）	＋	＋＋	＋＋	＋	＋＋	＋＋
ミルタザピン（リフレックス）	＋	−	−	−	−	＋
ベンラファキシン（イフェクサーSR）	−	＋	＋	−	−	−
ミルナシプラン（トレドミン）	−	−	−	−	−	−

＋＋＋：強力な阻害　＋＋：中程度の阻害　＋：弱い阻害　−：阻害なし

〔Gartlehner G, et al：Drug Class Review: Second-Generation Antidepressants（final update 5 report）. Oregon Health & Science University, 2011 より作図〕

表4 デュロキセチンの併用注意

薬剤名など	臨床症状・措置方法	機序・危険因子
血漿タンパクとの結合率の高い薬剤（ワルファリンカリウムなど）	相互に作用を増強することがあるので，本剤およびこれらの薬剤の用量を減量するなど注意して投与すること。	本剤は血漿タンパクとの結合率が高いため，併用により，本剤およびこれらの薬剤の血中遊離濃度が上昇することがある。
出血傾向が増強する薬剤（非定型抗精神病薬，フェノチアジン系薬剤，三環系抗うつ薬，アスピリンなどの非ステロイド系抗炎症薬，ワルファリンカリウムなど）	出血傾向が増強することがあるので，本剤およびこれらの薬剤の用量を減量するなど注意して投与すること。	SNRI，SSRIとこれらの薬剤との併用により，出血傾向が増強すると考えられる。

〔塩野義製薬株式会社：サインバルタ，添付文書（2016年12月改訂，第11版）より〕

さて，そういった併用注意は，デュロキセチンの添付文書では**表4**のような記載になっています。ちなみにワルファリンとの相互作用の理由は，タンパク結合ではありません[c]。SSRI/SNRIによる血小板への直接作用と，SSRI/SNRIによるワルファリンの代謝抑制（機序不明）が原因です。さらに，最近話題のDOAC（直接作用型経口抗凝固薬）の併用薬に関するチェッ

----
[c]：経口投与において，タンパク結合置換が関与する相互作用は起こらない。ワルファリンは消失能依存型の薬剤であり，タンパク置換反応を受けると，そのクリアランスが増大し，総薬物濃度は低下するが，遊離型濃度に変化は生じない（山本雄一郎：薬局で使える実践薬学．日経BP社，p196, 2017）。

```
□出血を助長するおそれがある製剤の併用
  □血小板凝集抑制作用を有する薬剤
    〔アスピリン，クロピドグレル，シロスタゾール，チクロピジン，ジピリダモールなど〕
  □抗凝固薬〔ワルファリン，ヘパリン，フォンダパリヌクスなど〕
  □非ステロイド性消炎鎮痛薬〔ジクロフェナクなど〕
  □血栓溶解薬〔ウロキナーゼ，t-PA製剤など〕
  □選択的セロトニン再取り込み阻害薬（SSRI），
    セロトニン・ノルアドレナリン再取り込み阻害薬（SNRI）
```

⚠ **ひとつでも☑チェックがある患者さんには**
治療上の有益性と危険性を考慮し，慎重に投与してください

図2　出血を助長するおそれがある薬剤の併用チェック
〔日本ベーリンガーインゲルハイム：プラザキサ適正使用のポイント 第3版. 2017より〕

表5　SSRI/SNRIとNSAIDsとの併用で上部消化管出血のオッズ比が4.8

分類[*1]		上部消化管の 出血患者 (n = 1,321)	上部消化管の 非出血患者 (n = 10,000)	調整後オッズ比[*2] (95% CI)
使用者	NSAIDs単独	173 (13.1)	642 (6.4)	2.8 (2.3-3.5)
	SSRI/SNRI単独	22 (1.7)	105 (1.1)	1.8 (1.1-2.9)
	NSAIDs + SSRI/SNRI併用[*3]	23 (1.7)	44 (0.4)	4.8 (2.8-8.3)
非使用者		339 (25.7)	3,625 (36.3)	1 (reference)

*1：残りの組み合わせ（NSAIDs・SSRI/SNRIの過去使用者，およびSSRI/SNRI以外の抗うつ薬使用者）をすべてグループ化するために，追加のダミー変数が含まれている。
*2：①合併症，②胃腸系障害，③アルコール摂取，④喫煙歴，⑤抗凝固薬，⑥コルチコステロイド，⑦抗血小板薬——の使用歴や既往歴にあわせて調整
*3：選択的COX-2阻害薬に曝露されたのは上部消化管出血患者で2例，非出血患者で7例のみであった。

〔de Abajo FJ, et al：Arch Gen Psychiatry, 65：795-803, 2008より〕

クリストでもSSRI/SNRIが注意喚起されています（**図2**）。

　また，出血リスクのある薬剤とNSAIDsを併用すると上部消化管出血（upper gastrointestinal bleeding；UGIB）リスクが高まるものですが，SSRI/SNRIとNSAIDsを併用するとどうなるでしょうか（**表5**）。これも無視できない結果です。NSAIDsを投薬する患者がSSRI/SNRIを飲んでいたら（その逆も），これはAの内容が変わって然るべきです。

▶ SSRI/SNRIと睡眠

　最後に，SSRI/SNRIと睡眠です。以前，ある医師とベンゾジアゼピン系薬剤の代替薬の相談をしていたときでした。医師から代替薬の一つとしてSSRI/SNRIがあげられたのです。SSRI/SNRIの処方経験豊富な医師はすでに気がついていますが，SSRI/SNRIは眠気だけでなく，不眠ももたらします（むしろ，不眠のほうが多いという意見もよく耳にします）。トラゾドンが睡眠薬として多用されていることからも，そのことは明らかです。現に，『睡眠薬の適正使用・休薬ガイドライン』には，次のように記載されています。

> "うつ病治療の第一選択薬であるSSRIは不眠の治療効果は乏しく，別のタイプの抗うつ薬（トラゾドンやミルタザピンなど）がより有効であることが分かっています。　（中略）　作用機序から考えると，風邪薬で眠気が出たことがあれば抗ヒスタミン作用の強いミアンセリンやミルタザピンを，過去にSSRIによって不眠気味となった既往があれば抗セロトニン作用が強いトラゾドンを選択するなどの方法もある"
> ── 三島和夫・編：睡眠薬の適正使用・休薬ガイドライン. じほう，pp124-127，2014より

　以上が，僕がSSRI/SNRIを警戒する理由です。食事（UGIB↑），睡眠，運動機能（骨折リスク↑）と，患者の暮らしに関わる5領域のうち3つに関与します。さらに，多くの高齢者が服薬している抗血小板薬や抗凝固薬との併用による出血リスクまで。このハイリスク薬のチェックリストを作る際に，単品の薬だけからみていてはダメなのです。患者の暮らしから，患者の状態から，患者の併用薬からみて，ハイリスク薬のチェックリストを作成し，それを薬歴に反映させていくことが大事なのです（**表6**）。SSRI/SNRIの重大な副作用であるセロトニン症候群や悪性症候群などをただ点数算定のために形だけのチェックをしていくよりも，よほど実効性のあるチェックになるのではないでしょうか。

表6　押さえておきたいSSRI/SNRIの留意点

- 従来からいわれている副作用
- CYP非特異的阻害薬
- 抗血小板薬・抗凝固薬との併用による出血リスクの上昇
- NSAIDsとの併用で，上部消化管における出血リスク上昇
- 眠気だけでなく，不眠も多い
- 骨折リスクの上昇

▶ 適応症を拡大するデュロキセチン

「SSRI/SNRIみたいな抗うつ薬なんて，うちではあまり関係ないよ」。そう，いままでは確かにそういうところが多かったかもしれません。でも，これからはそういうわけにはいきません。高齢者のうつ病患者が増えるから？　そうではありません，デュロキセチンです。デュロキセチンの適応症がどんどん広がっているからです（**表7**）。

　糖尿病治療をしている70歳男性のSさん。禁煙に成功してからというもの，夜間のお菓子が辞められずに血糖コントロール不良の状態が続き，ついに糖尿病神経障害の症状を訴えています。血圧や腎機能に問題はないものの，Sさんは腰痛もちで，以前より整形外科にてNSAIDsの処方を受けており，いろいろと気になる患者でした。

表7　デュロキセチンの用法・用量

1. うつ病・うつ状態，糖尿病性神経障害に伴う疼痛 　通常，成人には1日1回朝食後，デュロキセチンとして40mgを経口投与する。投与は1日20mgより開始し，1週間以上の間隔を空けて1日用量として20mgずつ増量する。なお，効果不十分な場合には，1日60mgまで増量することができる。
2. 線維筋痛症に伴う疼痛，慢性腰痛症に伴う疼痛，変形性関節症に伴う疼痛 　通常，成人には1日1回朝食後，デュロキセチンとして60mgを経口投与する。投与は1日20mgより開始し，1週間以上の間隔を空けて1日用量として20mgずつ増量する。

〔塩野義製薬株式会社：サインバルタ，添付文書（2016年12月改訂，第11版）より〕

CASE

70歳男性のSさん

Rp1	エクメット®配合錠HD	1回1錠（1日2錠）
	1日2回　朝・夕食後	28日分
Rp2	トレシーバ®注フレックスタッチ	2キット
	1日1回　朝18単位	28日分
Rp3	デュロキセチンカプセル20mg	1回1カプセル（1日1カプセル）
	1日1回　朝食後	28日分

Rp3 は新規処方

・お薬手帳

日付	連絡内容	
	・整形外科	
	ロキソプロフェン錠60mg	1回1錠（1日3錠）
	レバミピド錠100mg	1回1錠（1日3錠）
	1日3回　毎食後	30日分
	ケトプロフェンテープ40mg	70枚

#　ロキソプロフェンとデュロキセチン併用によるUGIBリスクについて

S 砂の上を歩いているような感じがしてね。血糖のコントロールが悪いせいだ，と
「腰痛にも効く」って，先生が言っていたよ

O デュロキセチンカプセル20mg追加，トレシーバ®14→18単位へ増量
整形外科よりロキソプロフェンなど併用薬あり（頓用中）

A ロキソプロフェン＋デュロキセチン→UGIBリスク↑

P デュロキセチンの飲み始めはムカムカすることがあるが慣れていく
それとは別に胃痛や症状がなくても黒色便が出るようなら中止して受診を
整形外科からの痛み止めは胃薬と一緒でもなるべく空腹時を避けるように

食欲や胃痛，黒色便のチェックを

　慢性腰痛症や変形性関節症で整形外科に通っている患者が"痛み止め"を飲んでいたら，それはデュロキセチンかもしれません。そうなると，SSRI/SNRIが使用される機会，NSAIDsと併用される機会というのは，うつ病・うつ状態しか適応のなかった時代とはきっと比べ物にならないでしょう。

5
薬歴から学ぶ

薬歴から学ぶ

4 ディテールを保存する

　さて，最後の項となりました。最後の話は，僕のブログ『薬歴公開byひのくにノ薬局薬剤師。』の記事「抗インフルエンザ薬の構造式」を題材に展開したいと思います。記事の内容を簡単にいうと，"イナビル®（ラニナミビル）の代謝物はほとんどリレンザ®（ザナミビル）だから，リレンザ®の過敏症がある患者にはイナビル®を避けましょう"と，たったこれだけの内容です（図1）。

　まず僕はこの知識をどこで仕入れたのかというと，それは2012年7月の第15回日本医薬品情報学会 総会・学術大会の教育講演でした。演者の先生は忘れてしまいましたが，その先生は次のように発言されていました。

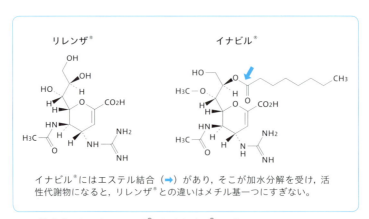

図1　構造式からみたリレンザ®とイナビル®の違い

162

"イナビル®は加水分解でエステル結合が切れるのに時間がかかる。切れてしまえばほとんどリレンザ®"
——第15回日本医薬品情報学会 総会・学術大会 教育講演. 大阪, 2012より

そもそもイナビル®は，リレンザ®をリード化合物として作られているので，それらの構造式が似ているのは当然なのかもしれませんね。

▶ 薬歴をつけることで知識を使えるものに変化させる

閑話休題。学んだことは薬歴に還元しなくてはいけません。薬局に帰った僕は，リレンザ®で薬疹を起こした患者を探しました。そのような患者にイナビル®が投薬されたら，同じことが起きてしまうからです。そして，どの薬剤師が担当しても同じ行動を起こせるよう，該当する患者（68歳女性）のフェイスシートをメンテナンスしました（図2）。

すると，しばらくして本当にリレンザ®で薬疹を起こした患者（21歳男性

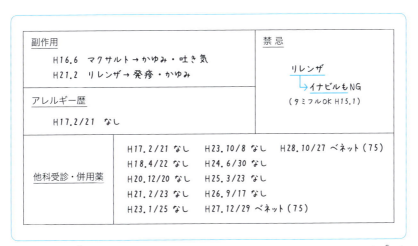

図2　リレンザ®の副作用歴がある患者（68歳女性）のフェイスシートに，イナビル®も禁忌として追加

のTさん)にイナビル®が処方されたのです。この方は，先ほどフェイス
シートをメンテナンスした方ではなくお薬手帳の副作用歴より確認できた
患者でした。

CASE

21歳男性のTさん

Rp1	イナビル®吸入粉末剤20mg	1回2キット
	単回吸入	1回分
Rp2	クラリスロマイシン錠200mg	1回1錠（1日2錠）
	1日2回　朝・夕食後	3日分
Rp3	アセトアミノフェン錠200mg	1回2錠
	発熱時屯用	5回分

患者のコメント：「医師から『1回吸入するだけでいい新薬を出しておく。薬局で
　　　　　　　　吸入して帰りなさい』と」
お薬手帳より：（副作用歴）リレンザ®→発疹
その他の情報：①インフルエンザA型（＋），体温38.7℃
　　　　　　　②数年前にリレンザ®と何種類か服薬。開始2日後に皮疹（ひど
　　　　　　　　くはなかった）。リレンザ®以外は服用歴があったため，リレ
　　　　　　　　ンザ®が被疑薬
　　　　　　　③オセルタミビル服用歴（＋）→副作用歴（－）

僕はこのときの内容を加工し，ブログにアップしました（疑義照会，＃）。

疑義照会

内容：リレンザ®にて皮疹歴あり。イナビル®も構造類似。オ
　　　セルタミビルは服用歴あり。
回答：オセルタミビルへ変更　**Rp1** ➡ **5**
　　　Rp5 オセルタミビルカプセル75mg
　　　　　　　　　　　　　1回1カプセル（1日2カプセル）
　　　1日2回　朝・夕食後　　　　　　　　　　　　　5日分

> **＃ イナビル®からオセルタミビルへの変更を理解してもらう**
>
> **S** 医師から「1回吸入するだけでいい新薬を出しておく。薬局で吸入して帰りなさい」と。
> インフルエンザA型（＋），体温38.7℃
>
> **O** リレンザ®の副作用歴（＋）のため，イナビル®→オセルタミビル
> オセルタミビルは服用歴（＋）
>
> **A** オセルタミビルなら副作用は大丈夫だろう
> 疑義の内容を伝えて，理解を得る必要あり
>
> **P** 1回だけの吸入剤はリレンザ®に似ているので，また薬疹が出るかもしれない
> 医師と相談のうえ，飲んだことがあるオセルタミビルへ変更
> こちらは5日間しっかりと続ける必要がある。帰宅後すぐに1カプセルを

　この作業で，僕は一つの知識にディテールを加え，一連の流れとして僕の頭のなかに保存したわけです。これで，一つの知識が実際の現場で使えるものへと変化しました。同時に，この薬歴は伝わる記録にもなっているのです。

▶ 良い記録には原因と結果の間に薬剤師の考えや行動がある

　ダメな記録，つまり相手に伝わらない記録というものは，単に原因と結果があるだけのものです。そこにディテールを挟みこむ。良い記録には，原因と結果の間にディテールがあります。人間がどのように考えて行動したのか，そのディテールがあるからこそ，伝えたいことが相手に伝わるのです。

ダメな記録　　原因 ➡ 結果

良い記録　　　原因 ➡ ディテール ➡ 結果

165

薬歴にはディテールが，薬剤師の考えと行動が詰まっています。そうあるべきものです。それを調剤報酬の算定のために，処方歴の確認だけに使っていてはもったいない。薬歴というツールから，他の薬剤師から，学ぶことができる。それが薬歴のあるべき姿だと思います。

Column⑤　薬局薬剤師が抱える構造的な問題とは？

　ブログ『薬歴公開 by ひのくにノ薬局薬剤師。』を始めて，しばらく経ってから，僕は唐突に気がついたのだった。薬局薬剤師が抱える構造的な問題に。

　まず，図1をみてほしい。縦軸に技術の内容・レベル，横軸に時間（世代）をとっている。正しい技術の継承があった場合，その人は先人の肩に乗って，さらに技術を高めていくことができる。BはAの人の，CはBの人の。そうやって技術は向上していく。では，その正しい技術の継承がなかったら，B´やC´は一から技術を積み上げていかなくてはならない。

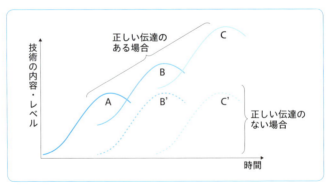

図1　技術が伝達された場合，されない場合
〔畑村洋太郎：組織を強くする技術の伝え方．講談社現代新書，p33, 2006より〕

僕の書いた薬歴が未来の薬剤師を感化する，そんな薬歴を一つでも書けたなら。僕の仕事を評価するのは患者と，そして未来の薬剤師。そんな気概をもって，これからも薬歴に取り組んでいきたいと思っています。

　これは職能全体でも話は同じで，そうやって職種全体の技術は向上していく。急速な医薬分業の発展により，保険薬局が急速に増え，十分な引き継ぎもないままに，新卒で管理薬剤師なんてのも珍しい話ではない。とある県では，4割以上の保険薬局が一人薬剤師という。そんな状態で，薬局薬剤師は技術を継承していくことができるのだろうか。

　そもそも他人の書いた薬歴をみたことすらないのでは？　だったら，フィクションとはいえ，僕が薬歴を公開する意味があるのではないか。それが，僕がブログを続ける理由になっている。そして，僕の視野の射程は未来に伸びる。

> "常に最高の自分を差し出すべく努力をしていく中で，一つだけ忘れてはならない観点がある。それは，目の前の仕事だけに没頭してしまわずに，常にその一部を未来の薬剤師のために捧げてほしいということだ。今，自分のことだけを考えるのではなく，未来の自分，未来の薬剤師のための種を蒔くのである。それを絶対に忘れないでほしい"
> ── 岡村祐聡：新・服薬ケア概論 エッセンシャルズ.服薬ケア研究所，p89 より

　目の前のことだけに追われていてはいけない。仕事の一部は未来の薬剤師のために。これは僕の薬剤師としての矜持でもある。

5
薬歴から学ぶ

■ おわりに

　僕の目には，多くの薬剤師が楽しそうに仕事をしているようには見えない。もっといえば，自信がないようにすら見えてしまう。

　何がそうさせるのだろうか。処方箋どおりに薬を取り揃えて投薬するだけならば，半年もあれば十分。だから，仕事がつまらない。楽しくない。まさか，そんなことはないだろうと思うが，そんなところで満足しているようなら，何とか次のプラトーまで辿りついてもらいたい。

　では，漠然とした不安が原因なのだろうか。案外それもあるかもしれない。そもそも比べる対象すらないのかもしれないのだから（その意味でも僕のブログで「この程度か」，「この点は自分のほうがうまくやれそうだ」と安心してもらうのもいいかもしれない）。だいたい知識一つとってみても，何をどこまで学ぶべきなのか，僕らの前に具体的に提示されているわけではない。でも，僕らは学び続けなければならない。そういう職業を選んだのだからそれは避けられない。

> "「知識」というのは，ここまで学べばいい，というような到達点があらかじめ分かる仕方で設定されていない。だからこそ，学び続けることの大切さ，面白さを知る必要がある。情報をエディットし，テクストを知識として提供すること，そこにはある種のエンターテインメント性が求められる"
> ——青島周一：「薬局薬学」という名のテクスト；『薬局で使える実践薬学』(http://syuichiao.hatenadiary.com/entry/2017/04/02/190702) より

　薬学を面白いと感じさえすれば，学び続けること，これは問題にさえならない。だから，薬学を響かせるために，薬学をどう使えばよいのか，といった"考え方"を伝える目的で，僕は『薬局で使える実践薬学』(日経BP社) を世に送り出した。おかげさまで多くの人に手に取ってもらえ，続編を

期待してくれる声も聞こえてきている。でも，考え方がこんなに求められているのなら，薬歴についてもまとめておくべきだ。そう思い，これを形にすることにした。

　先の書籍を発刊し，講演依頼も増えた。僕がお話できる内容は3つ。学術，薬歴，勉強法。しかし，学術的な内容の書籍だったにもかかわらず，依頼される講演内容のほとんどが薬歴であった。その理由もきっと同じなのだろう。知識の使い方，つまりどう考えるのか。そして，漠然とした不安。この2つに対処する方法として，僕はPOSを提案したい。まずはクラスタリングを施し，SOAPで考える。そう，SOAPそれ自体が，記載方法ではなく考え方だ。そして，これは考える技術でもある。

> "技術というのは，個人の能力ではなく，みんなの能力を高めるものである"
> ── 森　博嗣：MORI LOG ACADEMY 5. ダ・ヴィンチブックス，p302, 2007より

　SOAPというフレームをあなたの薬局で採用していなくても，SOAPで考えるという技術は身につけることができる。それはあなたの，みんなの能力を高めるものなのだ。さらにいえば，SOAPで記載するかどうかが本質ではない。型を身につけ，考え方をマスターさえすれば，そこから離れていくこともできるのだ。武道の守破離のように。

　いまSOAPでは語らないできる薬剤師も，過去にSOAPをマスターしていたのかもしれないし，他の方法で時間をかけて辿りついたのかもしれない。薬剤師として一所懸命に患者に向き合っていれば，時間が，経験がい

169

つかはカバーしてくれる。でも，せっかちな僕は早く薬学で患者に貢献したかった。だから，SOAPという思考方法を，型を，フレームを取り入れることにした。そして，幸いにもそのフレームは医療記録として最もポピュラーなものであった。今後の多職種連携を見据え，若い先生方にも一度はマスターしてもらいたいのだ。そこには薬剤師の考えが記載されている。そして薬剤師の考えを伴って，どのように個別最適化された薬物療法に変化していったのか，が記されることになる。これは自信へとつながらないだろうか。

　薬物療法の専門家として，その患者の薬歴を携え，処方医のもとへ，多職種連携の場へ，自信をもって向かう薬剤師たち。そんな未来に宛て，僕はこの本を差し出すことにする。

■索　引

英数字

ACCORD 試験 ……………………… 111
ACE 阻害薬 ……… 93, 105, 118, 123
ADVANCE 試験 …………………… 111
ARB（アンジオテンシンII 受容体拮抗薬）
　………………………………………… 85
AUC ………………………………… 78
BPSD（認知症に伴う行動・心理症状）
　………………………………………… 126
CKD（慢性腎臓病）………………… 108
COPD（慢性閉塞性肺疾患）………… 132
Cp（Care Plan）………………… 5, 19
CYP（チトクロム P450）……… 76, 156
　── 1A2 …………………………… 78
　── 2C9 ………………………… 156
　── 3A4 ……………………… 76, 88
DAPT ……………………………… 154
DOAC（直接作用型経口抗凝固薬）… 157
DPP-4 阻害薬 ……………………… 113
Ep（Educational Plan）………… 5, 19
GABA$_A$ 受容体作動薬 ……………… 82

H$_2$ 受容体拮抗薬 ……………… 118, 141
HbA1c ……………………………… 111
HYVET 研究 ……………………… 104
LDL‐ コレステロール ………………… 61
NNH（Numbers Needed to Harm）…… 90
OD 錠 ……………………………… 125
Op（Observational Plan）………… 5, 19
OTC 医薬品 ………………………… 129
PISCS ……………………………… 78
PL 配合顆粒 ………………………… 93
POS ………………………………… 10
SGLT2 阻害薬 ……………………… 116
SNRI ……………………………… 152, 154
SOAP ……………………………… 15
　── 思考 ………………………… 49
SSRI ……………………………… 152, 154
SU 薬 ……………………………… 113
Tmax ……………………………… 18
VADT 試験 ………………………… 111
α$_1$ 遮断薬 …………………………… 95

和　文

あ

悪性症候群 ………………………… 159
アジスロマイシン …………………… 89
アスピリン ……………………… 45, 154
アセトアミノフェン …… 96, 122, 132, 164
アテノロール ………………………… 87
アマンタジン ……………………… 105
アムロジピン ……………………… 20, 106
α$_1$ 遮断薬 ………………………… 103
アルファカルシドール …………… 106

い

胃腸炎 ……………………………… 116
一包化 ……………………………… 24
イナビル® ……………………… 162, 164
イフェンプロジル ………………… 142

イミダプリル ………………………… 21
イルベサルタン ……………………… 45

う

うつ病 ……………………………… 160
　大 ── …………………………… 154
運動機能 …………………………… 36

え

エクメット® ………………………… 161
エトドラク …………………………… 84
エフェドリン ……………………… 132
嚥下
　── 障害 ………………………… 124
　── 能力 ………………………… 124
　── 反射 ………………………… 105
塩分指導 …………………………… 86

171

お

黄芩 …………………………………… 130

か

加味温胆湯 ……………………………… 129
空咳 ……………………………………… 93
カルシウム拮抗薬 ……………… 38, 41, 104
カルベジロール …………………………… 45
カルボシステイン ……………………… 122
簡易懸濁法 ……………………………… 124
間質性肺炎 ……………………………… 93
肝障害 ……………………………… 73, 96
甘草 …………………………… 126, 130
カンデサルタン ……………………… 84, 139
漢方薬 …………………………………… 126

き

疑義照会 ………………………………… 82
逆流性食道炎 …………………………… 39
急性心筋梗塞 …………………………… 154
狭心症 …………………………………… 110

く

暮らしが先にくる思考回路 …………… 35
クラスタリング ………………………… 42
クラリスロマイシン …………… 76, 87, 164
グリメピリド …………………………… 114
グレープフルーツジュース …………… 41
クレストール® …………………………… 61
クロピドグレル ……………… 119, 142, 155
クロルフェニラミン ……………………… 4

け

桂枝湯 …………………………………… 132
軽度認知障害 ……………………… 39, 103
傾眠 ……………………………………… 119
契約調剤 ………………………………… 3
血圧動揺性 ……………………………… 102
血小板 …………………………………… 154
血清クレアチニン ……………………… 120
ケトプロフェン ………………………… 161
健康保険法 ……………………………… 6

こ

降圧薬 ……………………………… 33, 68
抗うつ薬 ………………………………… 160
　第二世代—— …………………………… 157
口渇 ……………………………… 47, 140
高血圧 …………………………… 33, 102, 103

仮面—— ………………………………… 102
　白衣—— ……………………………… 102
　夜間—— ……………………………… 109
抗血小板薬 ……………………………… 154
抗コリン作用リスクスケール ………… 142
抗コリン作用を有する薬剤 ……… 139, 141
厚生局 …………………………………… 7
抗精神病薬 ……………………………… 126
抗ヒスタミン薬 ………………………… 141
高マグネシウム血症 …………………… 56
誤嚥性肺炎 ………………… 105, 118, 123
骨折リスク ………………………… 104, 152
骨粗鬆症 …………………………… 104, 147
コデインリン酸塩 ……………………… 4
古典的な副作用の分類 ………………… 153
コリンエステラーゼ阻害薬 …………… 129
五淋散 …………………………………… 87

さ

サイアザイド系利尿薬 …………… 104, 128
再現性 …………………………………… 24
サブスタンスP ………………………… 105
酸化マグネシウム ………………… 56, 139
山梔子 …………………………………… 130

し

ジェネリック …………………………… 143
歯周病 …………………………………… 110
シックデイ ……………………………… 116
歯肉肥厚 ………………………………… 39
ジフェニドール ………………………… 139
ジャヌビア® …………………………… 147
出血リスク ……………………………… 154
授乳 ……………………………………… 4
硝酸イソソルビド ……………………… 45
上部消化管出血（UGIB） ……………… 158
食塩感受性 ……………………………… 108
食事 ……………………………………… 36
食欲不振 ………………………………… 18
シロスタゾール ………………………… 105
腎機能低下 ……………………………… 120
心筋梗塞 ………………………………… 110
腎排泄型薬剤 …………………………… 119

す

推算糸球体濾過量（eGFR） …………… 120
錐体外路症状 …………………………… 126

睡眠 ……………………………… 36, 159
睡眠薬 …………………………… 79, 133
ステーブラ® ……………………… 45, 139
スモールグループディスカッション
………………………………… 146

せ
咳反射 ………………………………… 105
セルトラリン ……………………… 156
セレコックス® ……………………… 18
セロクラール® …………………… 143
セロトニン ………………………… 154
—— 再取り込み阻害能 ……… 156
—— 症候群 …………………… 159
センノシド ………………………… 139
せん妄 ……………………………… 118
前立腺肥大症 ………………… 94, 103

そ
ゾルピデム ……………………… 80, 87

た
脱水 ………………………………… 116
タムスロシン ………… 94, 103, 132
タンパク結合 ……………………… 157

ち
チアゾリジン薬 …………………… 150
チザニジン ………………………… 141
調剤 ………………………………… 25
釣藤散 ……………………………… 129

て
低カリウム血症 ……………… 126, 128
低血圧
　起立性 —— …………………… 102
　食後 —— ……………………… 102
低血糖 ……………………………… 111
　重症 —— ……………………… 110
　無自覚性 —— ………………… 110
テオフィリン ……………………… 132
テプレノン ………………………… 142
デュロキセチン ………… 156, 160, 161
テルミサルタン …………………… 142
転倒リスク ………………………… 104

と
糖尿病 ……………… 108, 110, 147, 160
—— 神経障害 ………… 110, 160
—— 腎症 / —— 性腎臓病 … 110

—— 性ケトアシドーシス ……… 116
—— 足病変 …………………… 110
—— 網膜症 …………………… 110
動脈硬化 …………………………… 102
ドネペジル ………… 119, 129, 139
ドパミン …………………………… 105
トラゼンタ® ……………………… 119
トラゾドン ………………………… 159
トリアゾラム ……………………… 78
トレーシングレポート …………… 107
トレシーバ® ……………………… 161

に
ニコランジル ……………………… 45
ニソルジピン ……………………… 41
ニトロペン® ……………………… 45
ニフェジピン ………………… 33, 87
乳酸アシドーシス ………………… 116
尿閉 ………………………………… 94
妊娠 ………………………………… 4
人参養栄湯 ………………………… 128
認知機能 …………………………… 36
—— 低下 ……………………… 118
認知症 ………… 103, 110, 126, 139

の
ノイズ ……………………………… 38
脳梗塞 …………………… 110, 143
脳内出血リスク …………………… 156

は
排泄 ………………………………… 36
八味地黄丸 ………………………… 129
バルサルタン ……………………… 122
パロキセチン ………………… 152, 156
半夏厚朴湯 ………………………… 105

ひ
ピオグリタゾン …………………… 147
非ステロイド性消炎鎮痛薬（NSAIDs）… 84
肥満 ………………………………… 108
ピロリ菌 …………………………… 82

ふ
ファモチジン ………………… 45, 119
フェイスシート …………………… 24
フェロジピン ……………………… 41
副作用 ……………………………… 68
副作用機序別分類 ……… 69, 72, 153

173

服薬指導計画 …………………… 5
附子 ………………………………… 130
浮腫 ………………………………… 18
　下肢 —— ……………………… 39
ふらつき ……………………… 39, 142
プラバスタチン …………………… 4
フルボキサミン ……………… 78, 156
フレイル ……………………… 104, 118
フロセミド ………………………… 45
ブロチゾラム ……………………… 77
プロトンポンプ阻害薬 ……… 121, 144
プロブレム ……………………… 19, 34

へ

閉塞性動脈硬化症 ……………… 110
併用禁忌 ………………………… 77
併用注意 ………………………… 76
ベシケア® ……………………… 106, 140
ベタニス® ……………………… 140
ベネット® ……………………… 106
ベルソムラ® ……………… 4, 76, 77
変形性関節症 …………………… 161
ベンズブロマロン ……………… 74
ベンゾジアゼピン系薬剤 ……… 82, 159
便秘(または便秘症) ……… 39, 56, 140
　慢性 —— ……………………… 57

ほ

法的根拠 ………………………… 26
ボグリボース ……………………… 4
保険薬局及び保険薬剤師療養担当規則… 26
ボノサップ® ……………………… 77
ボノピオン® ……………………… 22

ま

麻黄 ………………………………… 130
麻黄湯 …………………………… 132
マクロライド系抗菌薬 …………… 79
慢性腰痛症 ……………………… 161
無顆粒球症 ……………………… 70

め

メトクロプラミド ……………… 141
メトトレキサート ……………… 93
メトホルミン …………………… 114

めまい …………………………… 142
メマリー® ……………………… 119, 127
メルカゾール® ………………… 70

も

モサプリド ……………………… 56
持ち越し効果 …………………… 81
モニタリングピリオド …………… 69

や

夜間頻尿 ……………… 39, 104, 106
薬剤師法 …………………………… 3
薬剤情報提供書 ……………… 58, 143
薬剤性腎障害 …………………… 89
薬識 ……………………………… 55
薬疹 ……………………………… 163
薬物相互作用 ………………… 87, 89
薬歴 ………………………………… 2
　—— 未記載問題 ………………… 2
　—— の基本的な記載事項 ………… 3

よ

抑肝散 …………………………… 126
抑肝散加陳皮半夏 ……………… 128

ら

ラフチジン ……………………… 142
ラベプラゾール ……………… 121, 144

り

リード化合物 …………………… 163
リスペリドン ………………… 21, 119
リレンザ® ……………………… 162

る

ループ利尿薬 ………………… 103, 104

れ

レバミピド …………………… 45, 161
レボフロキサシン ……………… 122
連続性 …………………………… 25

ろ

ロキソプロフェン ……………… 161
ロサルタン ……………………… 106
ロサルヒド® ………………… 108, 127
ロゼレム® ……………………… 78

わ

ワルファリン …………………… 156

174

山本 雄一郎（やまもと ゆういちろう）

1998年熊本大学薬学部卒。製薬会社でMRとして勤務した後，アップル薬局（本社：熊本市）に入社。2017年4月にアップル薬局がI&H（阪神調剤グループ）の一員に。2014年1月から日経ドラッグインフォメーションOnlineコラム「薬局にソクラテスがやってきた」を連載。2017年4月より熊本大学薬学部臨床教授，同年8月より有限会社アップル薬局代表取締役に就任。I&H株式会社では2020年2月より学術研修部長，同年6月より調剤薬局事業支援本部副本部長を兼任している。

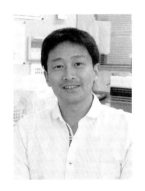

誰も教えてくれなかった
実践薬歴

定価　本体3,000円（税別）

2018年 9 月 1 日　発　行	2019年 8 月10日　第 6 刷発行
2018年10月 1 日　第 2 刷発行	2020年 5 月31日　第 7 刷発行
2018年10月 5 日　第 3 刷発行	2021年 6 月 5 日　第 8 刷発行
2018年11月10日　第 4 刷発行	2022年12月30日　第 9 刷発行
2019年 3 月31日　第 5 刷発行	

著　者　　山本 雄一郎

発行人　　武田　信

発行所　　株式会社 じ ほ う

　　　　　101-8421　東京都千代田区神田猿楽町1-5-15（猿楽町SSビル）
　　　　　振替　00190-0-900481
　　　　　＜大阪支局＞
　　　　　541-0044　大阪市中央区伏見町2-1-1（三井住友銀行高麗橋ビル）
　　　　　お問い合わせ　https://www.jiho.co.jp/contact/

©2018　　　　　　組版　クニメディア（株）　　印刷　（株）日本制作センター
Printed in Japan

本書の複写にかかる複製，上映，譲渡，公衆送信（送信可能化を含む）の各権利は株式会社じほうが管理の委託を受けています。

JCOPY ＜出版者著作権管理機構 委託出版物＞
本書の無断複製は著作権法上での例外を除き禁じられています。
複製される場合は，そのつど事前に，出版者著作権管理機構（電話 03-5244-5088，FAX 03-5244-5089，e-mail：info@jcopy.or.jp）の許諾を得てください。

万一落丁，乱丁の場合は，お取替えいたします。
ISBN 978-4-8407-5115-5